●がんと闘うすべての人に生きる勇気と喜びを伝えたい！

新改訂版

がんを治す新漢方療法

——世界的な「抗がん漢方」誕生の軌跡を辿り、

漢方がん治療の原点と本質、成果に迫る!!

JN255827

はじめに

がん克服への道
――がんとの闘いの軌跡を辿り、漢方がん治療の原点を伝えたい

「お医者さま、お母さんを助けて！お母さんを助けて！」

私が四〇年前、医者の実習生として学んでいる時でした。がん病棟の前を通りかかった私の前に突然、少女が飛び出してきて、足もとにひざまずき、涙をいっぱいためて叫んだのです。母親は末期の肝臓がんで、病室のベッドでもがき苦しむ母親と少女を見て、私はなす術《すべ》もなく、ただ立ちすくむだけでした。

主治医からは「もうあきらめるしかない」と宣告されていましたが、母親の死期を悟ることを知らない少女は、白衣を着ているから医者を思ったのでしょう。見習いの私が見て

も、妊婦のように大きく膨らんだお腹で、助けることは不可能でした。「助けてください！お願いします！」と泣いてすがる少女に、なにもしてあげられない自分の無力さを嘆き、少女と同じ涙を流すだけでした……。

当時の中国では「がんは不治の病」とされ、がん病棟に入院した患者の人の多くは亡くなっていました。西洋医学をもってしても、がん治療は困難だったのです。「どうしてがんは治せないのか？本当にがんは不治の病なのか？」と素朴な疑問を覚えました。そして、次の瞬間、あの少女のような悲しみが二度と起こらないように、「西洋医学でだめなら、伝統の漢方医学でがんを治したい！」と決意したのです。

がんという病の強大さを知らず、若さと情熱、そして医者としての使命感で、無謀にも私にとって長い道のりとなる「がんとの闘い」が始まったのでした——。

思い起こせば、「漢方でがんを治したい」と決意して、漢方医学によるがん治療の研究生活に入ってから、四〇年の歳月が流れました。そして、私が開発した抗がん漢方薬の天仙液が世に出て四半世紀を過ぎ、世界で評価されるようになったことに感慨深い思いがします。

中国東北部にある長白山の麓の村の貧しい農家で生まれ育った私は、無医村の現実の中で、少年時代から医者になりたい夢を持ち続けました。薬草の宝庫として知られる長白山の薬草を採取して、貧しい家計を助けたり、漢方薬の勉強を続けたおかげで、医者への道が開けたのです。

私が漢方医学によるがん治療の研究を始めた当初、「漢方でがんを治すなんて、そんなの無理だ」と誰からも相手にされませんでした。研究生活はまさに貧困と苦節、挫折、時には絶望の連続でした。それでも長白山で育った幸運を味方に、一〇年の歳月を要して「抗がん漢方」の原形といえる天仙丸が完成し、中国国家衛生部から漢方薬として初めて、抗がん新薬として認可を受けました。その後、研究開発を重ね、現在の抗がん漢方の天仙液へと進化したのです。

本書では、以上のような流れをもとに話を進めたいと思います。

私が「漢方でがんを治したい」と決意してから四〇年。現在、北京、上海、珠海、通化にがん専門病院を開設して、がん患者の人たちをサポートしています。漢方医学の研究から「抗がん漢方」がどのように誕生したかの軌跡を辿りながら、私の漢方がん治療の研究実績を踏まえて、新漢方療法として注目される漢方がん治療の原点と本質、成果をお伝えできれば幸いです。

現在、科学、医学が進歩して、医療技術が発達しているにもかかわらず、がんという病気を完治させる「特効薬」は、今だに発明されていません。まさに「がんは人類最大の敵」と言えるでしょう。

けれども、人類は大いなる英知を持っています。これまで数多くの「難病」に立ち向かい、解決法を見つけ、人類を救ってきました。ですから、今こそ洋の東西を問わず、世界中の医学、科学、生物学、物理学などあらゆる分野の医師、研究者の英知を結集すれば、近い将来、必ずや「がんの特効薬」が生まれると信じています——。

本書の新改訂版にあたり、推薦をいただきました帯津三敬病院名誉院長の帯津良一先生、世界各国の国際癌病康復協会の方々、なかでも国際癌病康復協会日本支部内の一般社団法人漢方を考える会に多くの協力を得ました。なお、本書の出版元・がん専門月刊誌『統合医療でがんに克つ』の発行元でもある株式会社クリピュアの吉田繁光社長、編集部の方々、及びご協力をいただいた関係者の方々に深く感謝を致します。

二〇一八年　早春

国際癌病康復協会理事長
吉林省通化長白山薬物研究所所長
振国中西医結合腫瘍病院院長　王　振国

【目次】

第二章　軌跡
政府から漢方薬で初めて認可された「抗がん漢方」
——〝薬草の宝庫〟長白山から生まれた「抗がん漢方」が世界的に注目されるまでの軌跡

第三章　進化

進化を続ける「抗がん漢方」の検証と評価
——世界各国で研究試験・臨床試験が実施され、
抗腫瘍作用が実証された結果

第四章　成果

「抗がん漢方」が世界的に注目される理由
――研究開発から四〇年、世界の「新しいがん治療」とともに歩んだ成果

第五章　感謝

世界各国から寄せられた感謝の声
――「抗がん漢方」でがんを克服し、生還した人たちの真実の声！

⊙前立腺がん／「抗がん漢方」とマクロビオティック食養生法でPSA値が劇的に下がり生還！

［海外編］

⊙子宮がん／子宮全摘出を拒否して、子宮頸部円錐切除後に「抗がん漢方」を飲んで克服した！

⊙卵巣がん／大きな腫瘍に医師は手術をと診断、他の治療法を探して知った「抗がん漢方」で縮小！

⊙肝臓がん／手術をしなければ余命半年…「抗がん漢方」を飲んで手術を受け、一四年間も元気に！

⊙脳腫瘍／手術以外の治療法を求めて「抗がん漢方」と出会い、腫瘍が一年間で消えた！

⊙肺がん／肺がんから脳に転移して、手術は不可能と診断された転移がんを克服！

⊙膵臓がん／「余命半年」宣告から「抗がん漢方」のお陰で生還できた！

⊙肝臓がん／飲み始めてすぐ、痛みが消えて生きる勇気と希望が湧いた！

第一章　苦節

伝統医学の漢方でがんを治したい！

貧苦を乗り越えて医者への夢を実現、
「抗がん漢方」の研究に立ち向かった苦節一〇年！

「医者になりたい！」夢を持った少年の記憶

「この部屋から出ていけ！」

突然、白衣を着た医者から、眠っていた私は叩き起こされ、病室から外に追い出されてしまいました——。

私が中学校に入って間もなくのころ、母親が急激な胃の痛みと出血で、いちばん近くの町の病院に入院したときのことです。わが家は貧しくて、入院患者の世話をする付き添いなど頼むことができず、私が母に付き添って、夜になるとベッドの脇にもたれて眠っていたのです。病室には患者は母一人で、ベッドは三つも空いていました。それなのに、どうして追い出されるのか……。

翌日から、母が退院するまでの六日間、私は病院の暗い廊下の堅いベンチで寝泊まりしました。真夜中、母に水を飲ませてあげるのも、背中をさすってあげるのも、話をするのも、こっそり病室に入るしかなかったのです。お金がないために子どもを付き添いにしなければならない状況で、病室から追い出されてしまった息子を見て、「お金さえあれば付き添いを頼めるのに……」と悲しそうにつぶやいた母の顔を見て、私は思わず涙を流しました。

幼いながら、この世の中の不公平さ、貧しさへの悲しみを身にしみて感じた瞬間でした。そして悔しさのあまり、叫びました。

「お母さん、病院の先生は貧しい僕たちを差別している。僕は大きくなったらお医者さんになって、貧しい人たちの病気を治してあげるんだ！」

それが、私の少年時代に初めて抱いた夢でした。

私は一九五四年、中国の東北部にある吉林省通化市から離れた山奥の村で生まれました。通化市は吉林省と北朝鮮との国境にそびえる長白山の麓《ふもと》の近くにあり、長春市、省都の吉林市に次いで三番目の都市ですが、私の生まれた公益村はそこから歩いて五時間以上も離れた山奥の村です。

家は農家で、四人兄妹の次男として生まれ、兄と妹二人、それに両親、祖父母の八人家族です。中国に新生の中華人民共和国が成立して、毛沢東国家主席が誕生した一九四九年の五年後でした。

当時の地方の農家というのは、想像を絶する貧しさで、私の生まれた家もご多分にもれず極貧の家でした。一家八人が二つの部屋で肩を寄せ合うどころか、零下三〇度近くまで下がる冬の夜などは、皆で抱き合って寝るほどでした。

こうした家庭環境でしたから、その日、その日を食べていくのが精いっぱいで、将来のことなど考える余裕もありません。でも、私が生まれ育った自然の環境「長白山」が、後になって、私の人生に大きな幸運をもたらし、運命を変えてくれたのです——。

貧しい一家を支えた故郷・長白山での薬草取り

私の生まれた公益村は長白山の麓にある山深い村で、冬は雪が四メートル以上も積もり、時には零下三〇度に達することもあります。でも、この長白山は古くから〝薬草の宝庫〟〝漢方の故郷〟と称されるほど、薬草の種類が多く、良質な薬草が自生することで知られています。

また、通化市は〝漢方の街〟として有名で、長白山で採れる薬草の集積地でもあり、中国各地はもとより、日本からも漢方生薬を買い求めに来るほどです。この「長白山と薬草」については、次の第三章で詳しく触れていきたいと思います。

山奥の村ですから医者などいないため、家族の者の風邪とか頭痛、腹痛などは、母が近くの山で採れた薬草で手当てしたものです。

当時の中国の農家では、小学生になるころには一人前の働き手として、家事などいろいろな仕事を手伝わなければなりません。私は幼いころから母について山に薬草取りに入り、知らず知らずのうちに薬草の名前を覚えました。

小学校に入ってから間もなく、母に「ウチは貧乏だから、学費は自分で稼ぐのよ」と言われ、学校が終わると自分一人で山奥に薬草取りに行きました。そのうち、どんどん山の奥まで入っていき、高く売れそうな薬草を見分けられるようになりました。今でも覚えているのは、党参《とうさん》と細辛《さいしん》という薬草で、とても高く売れたのです。

ある程度、薬草が溜まると、朝の暗いうちに起きて、母と一緒に山奥の村から通化の街まで山道を五時間かけて朝市に売りに行くのです。もう一つ、私たちの稼ぐ道がありました。それは近くの川に行ってザリガニを取ることです。そして母が煮つめたザリガニと薬草を背負って、週一回、朝市で売ったのです。

やがて、小学生の高学年になると身体の大きかった私は、大人に混じって見よう見まねで一〇〇種類近くの薬草を見分けられるようになりました。少しでも高く売れる薬草を見つけるコツもつかんで、薬草採取では一人前になったのです。

両親は大喜びで、家計を助け、中学に行く費用も自分で稼げるようになったのです。でも、薬草を売りに行く生活のなかで、幼いながら矛盾を感じるようになりました。確かに生活の足しにはなりましたが、家の貧しさは変わりません。それに村には医者もいないし、薬を売っているところもない。村の人たちは私たちと同様、せっかく採取した薬草も生活のために全部、売り払わなければなりません。

「なんで、こんな貧しいんだろう……」

夢も希望もない生活のなかで、自問自答していました。

無医村の村人たちを治してあげた漢方薬

私が中学生の終わりのころのことでした。胃の病気で入退院を繰り返していた母が、また胃が痛み出し、寝込んでしまい、入院かという事態になったのです。でも、町の病院に入院するとなると莫大なお金がかかり、またまた借金をしなければならない状態でした。

私はこれまで、薬草を摘んでいたときに得た知識や朝市で大人の人が話している薬草の効能など、自然と身につけました。もちろん、薬草は乾燥させて生薬にして、煎じたり、すりつぶして何種類かを混ぜて漢方薬という薬になることも知っていました。

それで私は、なんとか母の胃の痛みを治してあげたいと、学校にあった薬草の本や大人の人たちから聞いた知識を頼りに、自分で配合して煎じて飲んでもらいました。するとどうしたことか、母の胃の痛みが止まって、翌日から野良仕事に出られるほどになったのです。それからは、私の配合した漢方薬が、母の常備薬となりました。

「漢方薬で本当に病気を治すことができるんだ」

と思った瞬間、母の入院のときに病室から追い出された屈辱的な記憶がよみがえり、「人の病気を治す仕事……。そうだ、自分が医者になればいいんだ！」と少年の夢が一層、強くなったのです。

けれども、現実は厳しいものでした。山奥の村の貧乏な農家の子どもが、「医者になりたい」などとは夢のまた夢で、親にはもちろん、周りにも口に出すことすらできません。中学校を卒業すると、家は長男が継いでいたので、私は故郷の村で養豚の仕事につきました。一応、人民政府の村の職員とはいえ下のほうの職員で、要するに豚の飼育係りです。卒業のときに学校から決められた仕事で、自分で志願したわけではありませんでしたが、この仕事は私にとって〝薬草採取〟にはうってつけだったのです。

というのも当時、村では穀物などは人様の口に入るために、豚を飼うのに昼間、山に連れていって野草や虫を食べさせていたのです。その合い間に私は薬草を摘むことができました。この作業が楽しかったのは、今度は薬草を遠く離れた通化の街まで売りに行かなくてすんだことで、自分の薬草の勉強に使えるからです。いつまでも養豚の仕事を続けるのではなく、もっと薬草の知識を身につけて、将来は専門的な仕事につきたい、そして「医者になりたい」という夢は、持ち続けていたかったのです。

初めて受け取った給料は、半分は家に入れ、残り半分で『東北中薬草』という専門書を買いました。給料の残りがすべて消えるほど高価な本でしたが、私の人生を拓《ひら》いてくれた本として、今でも本棚に宝物として大切にとってあります。

この専門書は薬草の図解入りで、私の住む長白山周辺や東北地方で採れる薬草や生薬の種類、どんな病気、症状に効くのか、その処方などが書かれていました。この専門書を参考にしながら、採取した薬草を乾燥させ生薬にして、その調合した漢方薬を袋やビンに小分けして、症状や病気別に整理していきました。

五〇種類ほどの漢方薬が溜まったころ、「自分の調合した漢方薬が本に書いてある通り、本当に効くのか、病気を治せるのか……」と、母の胃痛を治したことを思い出して、試してみたくてうずうずしていました。

そんなときです。村のお年寄りで気管支喘息《ぜんそく》で苦しんでいる人がいると聞き、調合してあった漢方薬を持って飛んでいきました。頼むように飲んでもらったところ、二、三日で思いのほか効果があり、一週間ほどで畑仕事に出られるようになったとのことです。

また、村で下痢が流行ったときのことです。調合した漢方薬を配ったところ、飲んだ村の人の下痢症状がピタリと止まったのです。

このように、だんだん私の調合した漢方薬が村の人たちに重宝がられて、薬草の知識や調合まで認められるようになり、いろいろな病気や症状で漢方薬を求めて相談に来るようになったのです。

「医者になりたい」夢の階段を上がった！

私の仕事のほうも一年ほどして、薬草の知識があるということで、養豚の仕事から獣医の助手に昇格しました。その当時、中国では動物の病気にも薬草を調合した漢方薬や鍼灸を使っていたのです。そこで漢方薬の知識がどんどん増えました。それと同時に、手っ取り早く実利にもつながる鍼灸の勉強も始めました。

そのうち、村の人たちに鍼灸の治療をしてあげられるようになったのです。当時の中国では、ことに地方の田舎では医師や鍼灸師の資格がなくてもとやかく言われることもなく、知識と技術があれば誰でもできたのです。漢方薬や鍼灸で効いたという人が多くなり、医者のいない村の人たちにますます重宝がられ、近くの村からも私のところにやって来るようになりました。

「公益村で漢方薬や鍼灸で治療したりしている勉強家の青年がいる」

こうした話がだんだん拡がり、そんな噂話が人民公社衛生学院の王明徳院長の耳に届き、

「学校で正式に勉強しなさい」と声が掛かったのです。

その頃、人民政府の計画で、医者不足を解消するために地方都市にも医者を養成する学校を設立する方針が打ち出され、通化市にも「吉林省通化市衛生学校」ができたのです。

王明徳院長の推薦で入学できた私は、それこそ無我夢中で勉強しました。学校では中医学（漢方医学）だけではなく、西洋医学も勉強できるのです。私自身、こんなに早く医者への道が拓かれるなどとは思いもしませんでしたので、眠る間も惜しんで勉強に明け暮れたのです。私が一八歳になって間もなくの頃でした。

学校は寮生活で、毎月二二元の給料まで貰えたのです。家に一〇元を仕送りして、八元

は自分の食費、四元は毎月、書店に送って、貯まると欲しかった医学書が買えたのです。

実は寮生活でこんなことがありました。私が通化市の学校に行く日、兄は私と共用していた布団を、「これはお前が持っていけ」と差し出してくれたのです。そして父は、自分がはいていた継ぎだらけの古いモモヒキを脱いで、「寒かろうから持っていけ」と渡してくれました。それが、貧しい我が家からの餞別だったのです。

まだ若かった私は、継ぎだらけのモモヒキが恥ずかしかったので、寝るときはズボンと一緒に脱いでいました。でもあるとき、ズボンだけを脱いでしまったところ、同じ部屋の学生たちに見られ、笑われてしまったことがあります。あの笑い声は、私の胸に深く傷として残りました。

学校では二年間、必死になって勉強しました。貧乏な山奥の村の少年が、病院で受けた差別と屈辱から「医者になりたい」夢を持って五年、夢の実現への階段を昇ることができたのです。そして、「夢を持って努力すれば、いつかはきっと実現するものだ！」と思いました。

末期がん患者の壮絶な死と少女の涙を見つめて

「お医者さま、お母さんを助けて！　お母さんを助けて！　お願いします！」

私が二年後に学校を卒業して、通化市六道溝衛生病院で実習生として学んでいるときでした。がん病棟の前を通りかかったとき、病室から飛び出してきた少女が、私の足もとにひざまずいて、涙をいっぱいためて叫んだのです。私はただ、病室のベッドでもがき苦しんでいる母親と少女を見つめて、なす術《すべ》もなく、呆然と立ち竦《すく》むだけでした。

少女の母親は四〇代の半ばでしょうか、末期の肝臓がんで入院中で、おなかが妊婦のように大きく膨れあがり、余命いくばくもないと思いました。少女は私が白衣を着ているので医者に見えたのでしょうが、見習い中の卵の身です。周りの人に聞くと、主治医からは「もうあきらめるしかない」と宣告されていたのです。

けれども、母親の死期を悟る術のない少女は、壮絶にもがき苦しむ母親を目の当たりにして、私に助けを求めたのでしょう。見習いの私が見ても、もう母親を助けるのは不可能で、結局、二日後に亡くなりました。

たとえ医師の見習いといえども、死期が迫る母親を「助けて」と泣いてすがる少女に、なにもしてあげられない自分の無力さを呪《のろ》いました。涙さえふいてあげられず、少女と同じ涙を流すだけでした。

がんとはどんな病気であるかは、それまで多少なりとも学んで知っていました。それに「がんは不治の病」という認識通り、がん病棟に入院した患者さんのほとんどが亡くなっていました。漢方医学とともに西洋医学も学んだ私としては、

「どうしてこれだけ進歩している西洋医学で、がんは治せないのか。がんは本当に不治の病なのか？」

と素朴な疑問を感じました。そして次の瞬間、「あの少女のような悲しみを起こさないように、がんを治したい！」と思ったのです。

「西洋医学でだめなら、中国伝統医学の漢方で治そう。漢方なら、きっとがんを治せる！」と心に誓ったのです。

もっとも後に直面したように、当時、私がもし「がん」という病気の本当の恐ろしさ、

難しさ、強大さを知っていれば、そんな無謀なことは考えなかったでしょう。まさに無謀な正義感でした。「がんの特効薬を発明すればノーベル賞もの」と知ったのも後のことで、知らなかったからこそ、若さと情熱で「がん」に立ち向かおうと決意したのです。

こうして、私にとって長い道のりとなる「がんとの闘い」が始まりました。一九七五年、私が二一歳になって間もなくのことでした。

伝統医学の漢方なら、きっとがんを治せる！

若さと情熱とは、なんとすばらしい特権でしょう。少女の母親の壮絶な死に直面して、無謀にも私は「不治の病、がん」に挑戦する決意をしたのです。それも、「中国伝統の漢方医学ならがんを治せる！」と信念に近いものを感じたのです。

なぜ漢方医学、漢方薬なのかといえば、当時の私の答えは、いたって単純でした。「西洋医学で治せないなら、中国伝統医学の漢方で……」と結びついていったのです。

そしてもう一つ、中国伝統医学（中国では「中医学」と呼ぶ。日本では「漢方医学」と呼ぶ。以後、「漢方医学」とする）は、三〇〇〇年に及ぶ伝統医学として長い歴史と経験医学、臨床医学であることを学んできたからです。それに、私が小さな頃から薬草採取で慣れ親しんだ経験、長白山という薬草の宝庫で生まれた環境などを総合すると、まるで私に「漢方医学、漢方薬でがんを治せ」と応援してくれているようでした。

そもそも、私が「がん」という病気に抱いた単純で素朴な疑問の最大の理由は、「なんで西洋医学でがんが治せないのか？」ということです。当時、今から三〇年以上も前の中国のがん治療に関する医療技術が遅れていたことは否めませんが、「がんは不治の病」という認識で、「がんになったら死ぬんだ」という現実があったことは事実です。

まがりなりにも西洋医学も勉強して、これだけ科学、医学が発展して、中国にも西洋の医療技術が入っているにもかかわらず、がん治療に限っていえば、多くの人が亡くなっていくという大きな壁があり、乗り越えられていない現状も知りました。西洋医学を取り入れている中国の大病院でも、「がんは不治の病」というのが共通した認識だったのです。

現在でも、ある面では通じるところがあると思います。多くの医師、研究者が問題点として指摘されているように、西洋医学の三大療法である手術、放射線治療、化学療法（抗がん剤）は初期のがんには有効ですが、副作用の問題、それに転移・再発の問題、末期がんとなると手の施しようがないといった問題が、今だ乗り越えられない壁となっています。
もちろん、当時の私は西洋医学のすばらしさを学んだだけで、こうしたがん治療の問題点を理解できていたわけではありません。でも、「これほど医療が発達した西洋医学でも、がんは完治させられないのだ」という現実だけは理解していたのです。

　ですから、前にもお話ししたように「西洋医学で治せないなら、自分の国の伝統医学の漢方薬でがんを治せないか」と思ったのです。いや、「漢方薬なら、がんを治せる」と確かな根拠はないものの、信念に近いものを持ったのです。

　漢方医学では、がんに関するとらえ方は古くからありました。今でも中国では「癌」という文字を用いますが、病気を意味する「疒（やまいだれ）」の中に、古い字体で岩や固まりを意味する「嵒」が入っています。がんは岩のような固まりができる病気、つまり身体の内外に「腫瘍」のできる病気とされていたのです。

　それに漢方医学は、三〇〇〇年に及ぶ長い歴史のなかで、中国伝統医学として経験、臨床を繰り返して、薬効、作用、効果のある薬草、生薬や処方だけを選んで残し、漢方薬として現代まで伝えられてきているのです。今でも一〇〇〇年、二〇〇〇年前に処方された漢方薬が、そのままの処方で用いられているケースもあります。

そこで私は、漢方医学の勉強をもう一度、一から始めました。漢方医学の古典である『皇帝内経素問』（こうていだいけいそもん）、『傷寒論』（しょうかんろん）、『金匱要略』（きんきようりゃく）、『医宗必読』（いそうひつどく）などの文献、資料を集めて、「癌」に関する勉強をしたのです。温故知新《おんこちしん》、つまり古きを訪ねて新しきを知ることから始めました。

今では、西洋医学のがん治療に限界を感じている医師、研究者の方々のなかには漢方医学に注目して、西洋医学と漢方医学（中国医学）を併用する「中西医結合医療」を取り入れていますが、いま思えば私としては当時を振り返り、感慨深い思いがします。

「がんに効く」という薬草、生薬や処方を訪ね歩く

中国の古典医学書には、「癌」の病気と思われる記載があり、薬草、生薬や処方があります。また、多くの民間療法、秘薬、秘伝と称するものもあります。そこで私は、まず「がんに

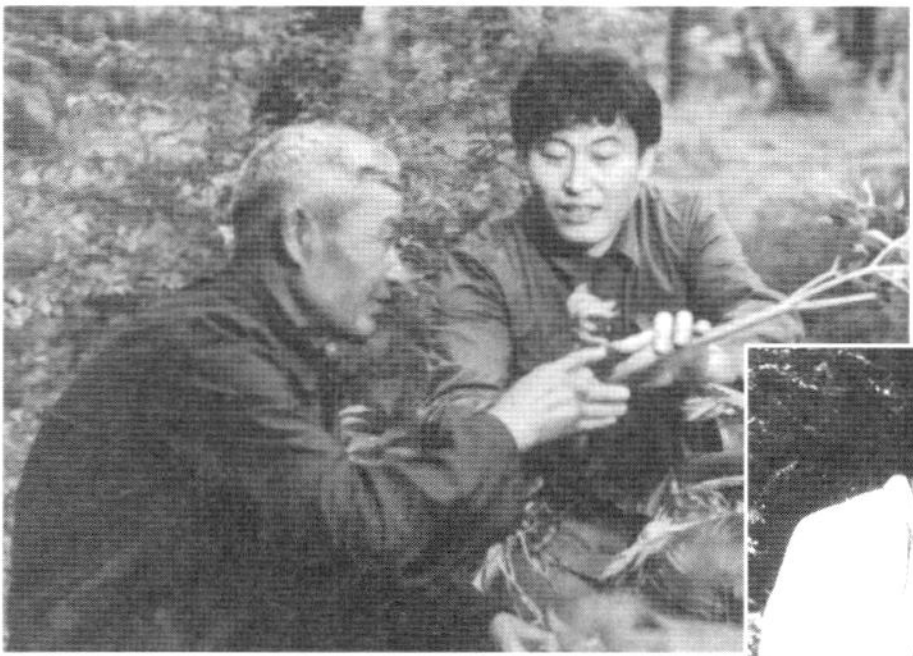
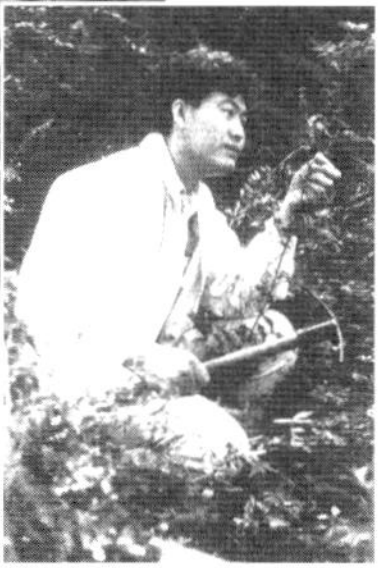

中国各地を訪ね歩いて、薬草、生薬から処方までを集めていた若き日の著者

効く」という薬草、生薬や処方を集めることから始めようと思いました。吉林省通化市衛生学校を卒業して、あの少女の母親の壮絶ながん死に直面した通化市六道溝病院で一年間の実習を終えた後のことです。漢方医学や、がんについて勉強するために、それにはうってつけの軍隊に入ることにしました。

吉林省の隣り、遼寧省《りょうねいしょう》の海城市にある人民解放軍八一一八部隊所属の衛生員（軍医）となったのです。どうして軍隊かというと、軍隊には立派な病院施設や漢方の古典医学書、専門医学書、資料などを集めた図書館もあります。休みの日は、一日中、そこに閉じこもりました。

また、軍隊には中国各地から兵士が来ているので、その兵士を通じて、地方、地方にある「がんに効く」と言われる薬草、生薬、処方や民間療法などの情報を集めました。彼らが実家に手紙を出すとき、封筒と切手を用意して頼みました。返事が来たら、これぞと思う情報には、実物を取り寄せてもらいました。居ながらにして、中国各地の「がんに効く」という薬草、生薬や処方、民間療法が集まったのです。

こうしてみると、これまで私は実に幸運な道を歩んできたように思えてなりません。貧しい村の少年が、薬草取りから医師への道が拓け、医学を学び、漢方によるがんへの挑戦を始めようと軍隊に入ったところ、どんどん薬草、生薬や処方が集まったのです。まさに順風満帆《じゅんぷうまんぱん》でした。

あるとき、部隊が山奥の村に演習に出かけたときのことです。この村に独自の方法で漢方薬を使った民間療法によって、がんを治療しているという漢方医がいると聞いて、隊長の許可を得て雪道を三時間以上も歩いてたどりつきました。目的を告げると、雪だるまのようになった私を見て、家伝の生薬と処方を渡してくれました。感激と寒さで言葉が出ませんでした。

また、東北地方のハルビン市の近くに、ムカデなどの生薬を使ってがん治療をしている先生がいると聞き、休日を使って会いに行きました。その日のハルビンは気温がマイナス四〇度近くまで下がり、住所が不明でしたので、朝一〇時に汽車を降りて探し回り、たどりついたのは夜の九時過ぎでした。寒さで口がきけないほどでしたが、熱意が伝わってムカデの生薬と処方を教えてもらいました。

こうして集めた薬草、生薬や処方は、軍の衛生員を務めた四年間で六〇〇種類近くになりました。この調子でいけば、集めた薬草、生薬や処方を分類、整理して組み合わせれば、すばらしいがん治療の漢方薬がつくれると、胸を躍らせました。

やはり漢方でがんを治すなんて無理なのか……

そして除隊後、いよいよがん治療の漢方薬づくりに専念する生活に入りました。四年間で貯めたいくらかの資金もあるし、一年くらいあれば完成するだろうと思っていました。でも、それがいかに安易な考え方であったかを思い知らされ、世の中を甘く見過ぎた罰が待っていたのです。

私が集めた薬草、生薬や処方は、すでに古典医学書や漢方専門書に出ているものが多く、処方に至っては、それらに出典されているものに多少の組み合わせを替えたものとか、どう考えても間違っているものすらありました。「がんに効く」という決定的なものが見当たらないのです。

「やはり漢方でがんを治すなんて無理なのか……」

と断念しかけたこともあります。

考えてみれば当然のことで、漢方薬でがんを治すという決定的な薬草、生薬や処方があれば、これまで先人達がとうの昔につくっていたでしょうし、漢方医や医師が放っておくはずはなく、世の中に広まっていたでしょう。

「がんに効く薬草、生薬や処方を集めて漢方薬をつくろう」などと言って、人真似をしようなどとは、考えが甘すぎました。

私は一度、原点に戻って考えてみることにしました。そもそも「漢方でがんを治したい」と考えた理由の一つに、少年時代の薬草採取がありました。その薬草を生薬にして、書物や人に聞いた話を参考にしながら、生薬の特性を調べて、自分で煎じたり、配合したところ、母親や村の人たちが治ったという経験があります。

「そうだ、自分で漢方薬をつくり出そう！」

そう決心した私は、原点である長白山の山に戻り、そこに自生する薬草を徹底的に調べました。調べれば調べるほど、長白山にはこれまで集めた薬草の大半があったのです。なにしろ、長白山には分かっているだけで一三〇〇種以上の薬草が自生しているのです。頭のなかではなんとなく分かっていましたが、調査してみると、まさに長白山は〝薬草の宝庫〟〝漢方の故郷〟と言われる理由を再認識しました。

「この長白山の薬草で漢方薬をつくろう」

だんだん、考え方がまとまっていきました。

灯台もと暗しとはまさにこのことで、中国各地から集めたり、自分が探し回った薬草の大半が長白山にあるなど、なんで初めから気がつかなかったのだろう。自分の故郷をないがしろにして、外ばかりに目が向いていたのです。

これまで軍隊生活の四年間で集めた苦労はなんだったのだろう。でも、このとき集めた六〇〇種近くの薬草、生薬や処方は、決して無駄ではありませんでした。「長白山の薬草で、自分の力で抗がん漢方薬をつくろう」と研究を始めたとき、大きな役に立ったのですから……。

漢方医学に基づいて一〇〇〇種の薬草、生薬を整理、分類

長白山はまさに〝薬草の宝庫〟でした。それからは、長白山の薬草を中心に採取して、通化の街の生薬市場も調査して、これまで集めた薬草、生薬と合わせると、合計一〇〇〇種近くに達しました。

これからが、いよいよ漢方薬づくりです。そのために、一〇〇〇種の薬草、生薬のそれぞれの効能、効果、作用から特性や長所、欠点を見分けて、整理、分類することから始めました。

ところで、私はこれまで「薬草」と「生薬」という用語を用いてきました。「漢方薬」

という言葉も使っています。そこで、それぞれを簡単に説明しておきたいと思います。

「生薬」というのは、薬用する目的で植物、動物、鉱物など天然自然のものの一部を多くは乾燥したり、あるいは簡単な加工を加えた薬のことですが、なかには、そのままを用いることもあります。このなかで植物性のものが「薬草」です。そして「漢方薬」は、生薬単品の場合もありますが、多くは何種類かの生薬を配合、処方されたものです。ときには、何十種類もの生薬を配合、処方された漢方薬もあります。つまり、漢方薬は処方されることで効果を発揮するものです。生薬の多くは植物性のものの薬草が用いられています。

なお、以降は特別な用い方以外は、「生薬」「漢方薬」という用語を使っていきたいと思います。

漢方医学は三〇〇〇年という長い歴史と経験、臨床医学に裏付けられている中国伝統医学であることは、何度か触れました。また、中国では漢方医学のことは「中医学」と言いますが、ここでは日本流に特別な用い方以外は「漢方医学」としたいと思います。

この漢方医学の考え方、理論に基づいて、一〇〇〇種類の生薬を分類、整理するために、それぞれの生薬の効能、効果、作用、特性、長所、欠点などを調べることから、もう一度、やり直したのです。その上で、漢方医学の理論を基本としてがん治療に効果を得られる処方を見出して、独自で「抗がん漢方薬」をつくるための研究に取りかかりました。

そのために、改めて漢方の専門書を徹底的に勉強して、不明な点は専門家を訪ね、漢方とがんについての研究に没頭しました。これだけで一年を要したのです。

そして、分類する上で基本としたのが、がんという病気を漢方医学でとらえる上で最も大切で、漢方医学の理論の基礎である身体の三大構成要素「気・血・水」の流れをよくする生薬を選ぶことでした。この三大構成要素を一言で言うと、「気」とは身体のエネルギー、「血」は身体の栄養源、「水」(「津液《しんえき》」とも言う)は身体の中の水分、西洋医学で言うリンパ液などに相当するというとらえ方です(図表①参照)。

漢方医学の理論では、これらの流れが滞ったり、バランスを崩すことで、あらゆる症状、病気が生じ、進行していくということです。つまり、「気・血・水」の流れとバランスとをよくして、働きを活発にする生薬を選別することにしたのです。

そのために、効果、作用別に、漢方医学の理論に則して、次の四つの分類に従って生薬

図表①　漢方理論による三大構成要素「気・血・水（津液）」

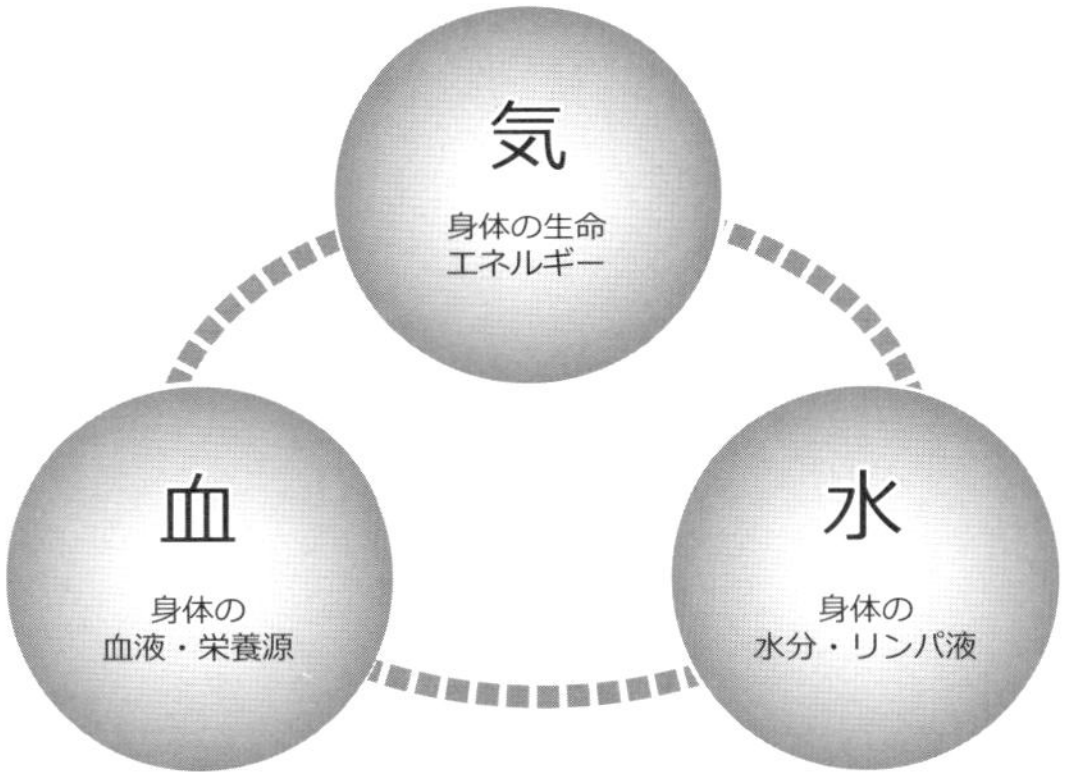

●気・血・水（津液）の流れが滞ることで、症状、病気が生じる

を選別していきました。

一、清熱解毒（せいねつげどく）　余分な熱を取り除き、身体の毒を排除する
二、活血化瘀（かっけつかお）　血行を盛んにして、うっ血した部分を取り除く
三、止痛散結（しつうさんけつ）　痛みを止め、身体の凝固した部分を取り除く
四、補気養血（ほきようけつ）　気を補充させ、血液に栄養を与え、体力をつくる

この四つの作用には、まさにがん治療に必要なすべての要素が含まれているように思えました（図表②参照）。

清熱解毒というのは、手術や抗がん剤などによって、内臓組織などに溜まった余分な熱を速やかに取り除き、また、化学療法の抗がん剤や放射線治療によって身体に生じた毒を排除するという作用です。

活血化瘀とは、そもそも血行が悪くなればうっ血が生じ、内臓の機能も低下してしまいますので、血行を盛んにして、うっ血したところを取り除く作用です。

止痛散結とは、がん細胞が増殖すると神経を圧迫するために痛みが激しくなるのですが、その痛みを取り除き、同時に血液の流れをスムーズにして、痛みを止める作用です。

補気養血とは、自分の持つ体力、気力を充実させて、血液に栄養分を与え、がんと闘える強い体力をつくる作用です。

こうした漢方医学の理論を基に、私がこれまで集めた一〇〇〇種に及ぶ薬草、生薬、処方を整理、分類して、漢方薬によるがん治療の「抗がん薬」をつくるという独自の大きな目標を立てました。

そもそも、放射線治療や抗がん剤などの化学療法は、がん細胞をターゲットにしているわけですが、このときに正常細胞も殺傷し、身体の免疫力を落としてしまいます。

図表②　漢方理論によるがん治療における四大作用

一、清《せい》熱《ねつ》解《げ》毒《どく》	余分な熱を取り除き、身体の毒を排除する
二、活《かっ》血《けつ》化《か》瘀《お》	血行を盛んにして、うっ血した部分を取り除く
三、止《し》痛《つう》散《さん》結《けつ》	痛みを止め、身体の凝固した部分を取り除く
四、補《ほ》気《き》養《よう》血《けつ》	気を補充させ、血液に栄養を与え、体力をつくる

また、無限に増殖するがん細胞に栄養分を奪われ、正常細胞の機能を低下させてしまいます。その結果、免疫力がなくなり、エネルギーや栄養分の吸収がままならなくなり、体力を低下させて末期がんとなり、死に至るわけです。

そこで、私のがん治療の漢方薬づくりの大きな目標としては、四つの作用を基本として、根本的にがんと闘う体力を与え、がん細胞を抑制する作用と効果を発揮する生薬、処方を第一にすることにしたのです。

つまり、がん細胞を抑制、殺傷する生薬はもとより、痛みを止める生薬、そして免疫力、体力、栄養の面からも多面的に効果を発揮する生薬を厳選し、処方することに絞り込んだのです。これで「気・血・水」の流れをスムーズにし、バランスを整えて、各々の作用で相乗効果を発揮させるというところに研究目標を立てたのです。

西洋医学は、臓器の局所、部分を診て、そこを治療する方法です。いわば対処療法と言えるでしょうが、医療技術の進歩によって多くの病気にとても有効です。けれども反面、局所、部分を診ることは身体全体、つまり臓器と臓器の関連性などを見失いがちです。

がん治療でいえば、西洋医学はがん細胞という部分を殺傷することに専念する方法ですが、正常細胞まで殺傷して、他の臓器へのダメージも与えてしまうのです。それにともなう副作用の問題、また転移、再発の問題、末期がんには手の施しようがないなど、がん治療における壁につき当たっているのが現状ではないでしょうか。

漢方医学においては、がんという病気は単なる局部的、部分的な症状ではなく、全身の歪みが「気・血・水」の流れの停滞や低下を起こし、病気や症状として生じる、つまり、がんとして現われるものととらえます。

そこで漢方医学の理論である「正を助け、邪を取り除く」――病気という部分だけを取り除くのではなく、臓器と臓器の関連から身体全体の歪みを正して、根本的に治していくというように、大局的にとらえることにしたのです。

生薬は処方され「漢方薬」として効果を発揮することを実証

ところで「漢方」や「漢方薬」というと、「科学的、医学的に証明されていない」、つまり、「エビデンス（科学的根拠）がない」として、西洋医学では認めないという医師も多くいます。一理はあります。しかし、近年では、漢方の研究も進み、生薬のなかには抗がん作用を持ち、西洋医学的にも認められているものもあります。

ただ、抗がん剤のように生薬単体で劇的な効果を発揮するものはないとされています。免疫力を向上させるとか、がん細胞を抑制する、血液の流れを良くするといったものはありますが、抗がん剤のようにがん細胞を直接的に殺傷することができると西洋医学的に解明され、立証された生薬単体はないというのが、エビデンスがないと言われる理由です。

これも一理はあると思います。けれども、このことは朝鮮人参であるとか、霊芝、冬虫夏草といった「単体の生薬」を指しているわけです。私自身、現在、知りうる限りでは、生薬を単体で摂取して、がんを劇的に治したという話は聞いたことがありません。ただ、抗がん剤とか放射線治療などとの併用で、ある程度の効果を発揮したというのが、前記のような朝鮮人参や霊芝、冬虫夏草などの生薬と言えます。

先ほども話しましたように、生薬は天然の薬草などの物質を乾燥させたり、煎じたりして用いられるもので、多種多様な成分を少しずつ含んでいる性質上、西洋医学の薬品、つまり、がん治療でいえば、抗がん剤のように局部的にがん細胞を殺傷するといった劇的な効果を発揮する生薬は、現在のところ発見されていないのは事実です。けれども、抗がん剤は劇的な効果があるだけに、がん細胞と一緒に正常細胞まで殺傷して、その結果、免疫力を低下させ、さまざまな副作用が生じるという合成化学薬品です。いわば「細胞を殺す」という点でいえば、「劇薬」と言えます。

生薬というのは、多くは身体に穏やかに作用して、じっくりと効果を発揮させる代わりに、副作用が少ないのが特徴なのです。

ただし、麻酔薬として有名なアヘンからつくるモルヒネや、マラリアの特効薬でキナ皮

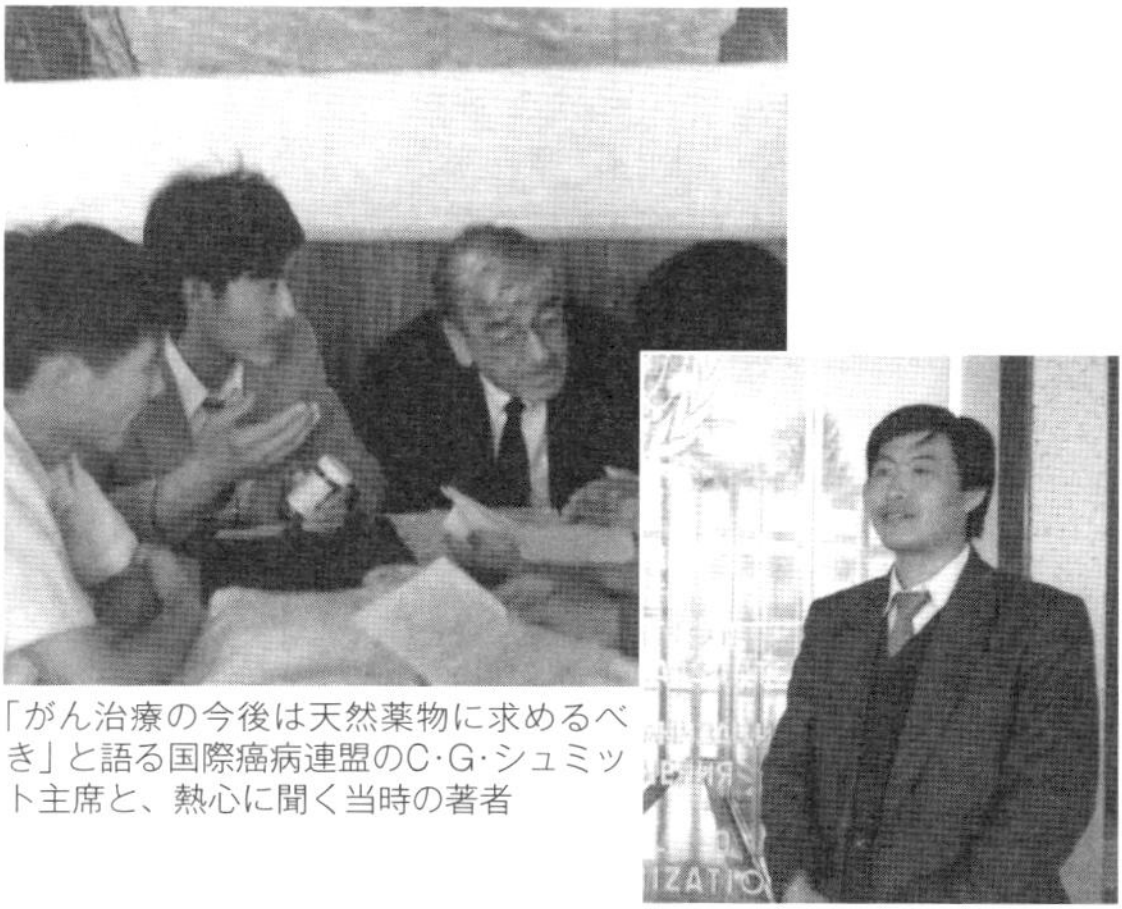

「がん治療の今後は天然薬物に求めるべき」と語る国際癌病連盟のC·G·シュミット主席と、熱心に聞く当時の著者

からつくるキニーネも、もとは天然生薬の一種ですが、こうして劇的な作用をする生薬はきわめて例外です。逆に、これらは人体にとてつもない副作用をもたらすことでも知られています。

私が漢方によるがん治療薬を研究し始めた当時、すでにアメリカなどの諸外国では、こうした生薬、漢方薬など天然薬物によるがん治療を西洋医学でもだんだん取り入れられるようになってきました。それは、西洋医学におけるがん治療の限界を感じている医師や医療関係者が多くなっているからに他ならなかったからだと思います。

「化学療法では薬物使用量が限界に達する

と、それ以上は身体が耐えられなくなる。むしろ、がん治療の今後の希望は、天然薬物にこそ求められるべきではないであろうか」

こう発言したのは、私が後に北京の国際大会でお会いできた国際癌病連盟のC・G・シュミット主席でした。

このような世界的な流れとして、医学界でがん治療において天然薬物、つまり生薬、漢方薬などに対する注目は、私にとって大きな刺激であり、勇気となり、「漢方薬でがんを治してみせる」という意欲を掻《か》き立ててくれました。

収集した一〇〇〇種類の生薬、処方を一年間かけて漢方医学の理論に基づいて、清熱解毒、活血化瘀、止痛散結、補気養血のがん治療に対する四つの作用別に選別し、分類して、いよいよ配合、処方して「抗がん漢方薬」をつくる研究を始めたのです。

三〇〇〇年以上の歴史の上に成り立つ漢方医学は、先ほども触れたように長い経験と臨床のなかで身体に良いもの、症状や病気を良くするものだけを伝え、その良いもの、つまり効果のある生薬を配合、処方しています。現在でも一〇〇〇年前、二〇〇〇年前に書かれた書物通りに処方して、実際に治療に用いられている漢方薬も多くあります。

ここで大切なことは、漢方薬は生薬の配合、処方によって効果の差が生じてくるということです。漢方の名医というのは、とりもなおさず各々の症状、病気に対する診立て、つまり診断の名人です。それによって漢方薬として処方をし、症状、病気を治していくわけですから、究極的には〝処方の名人〟とも言えます。

生薬というのはとても不思議なもので、たとえば効果の相反するAとBの生薬を一対一の分量で配合した場合と一対三で配合した場合、あるいは、さらにCとDの生薬を加えた場合など、微妙な配合、処方で効果が劇的に高まることがあります。こうした働きを「相加効果」「相乗効果」と言いますが、生薬単品では効果が少なかったものが、二つ、三つ、四つ、五つ……と配合、処方することで、すばらしい効果を発揮することがあるのです。

つまり、効果的な生薬を効果的に処方することですばらしい「漢方薬」となり、病気や症状を治してくれるのです。

ご存知のように、風邪に効く漢方薬として有名な「葛根湯」（かっこんとう）は、葛（くず）の根を主材として、麻黄（まおう）、生姜（しょうきょう）、大棗（たいそう）、桂皮（けいひ）、芍薬（しゃくやく）、甘草（かんぞう）などの生薬を配合、処方したもので、あれほどの効果が生まれるわけです。もっとも、葛根湯のなかでも、配合、処方によって効果にある程度の差が生じてきます。

この葛根湯をはじめ、現在でも漢方薬としてそのまま用いられている処方が多くあります。約二〇〇〇年ほど前に、漢方医学書として確立した〝漢方中興の祖〟といえる張仲景《ちょうちゅうけい》の著した『傷寒論《しょうかんろん》』のなかには、現在でも用いられている漢方薬が一〇〇種類以上も記されているほどで、漢方薬は経験、臨床医学として長い歴史を持っています。ちなみに、現在でも中国の医学大学では、西洋医学と同様に、こうした漢方医学書が教科書として使われ、実際に治療現場でも用いられています。

多くの失敗、挫折を乗り越えて、「抗がん漢方」の試作品が完成！

漢方薬づくりのために、収集した一〇〇〇種の生薬のなかから、先の漢方医学の理論に基づいたがん治療の四つの作用をもとに、効能、効果、作用別に選別した生薬をはじめ、特に抗がん作用のある生薬など六〇種に絞り込みました。まず、その六〇種をウサギや

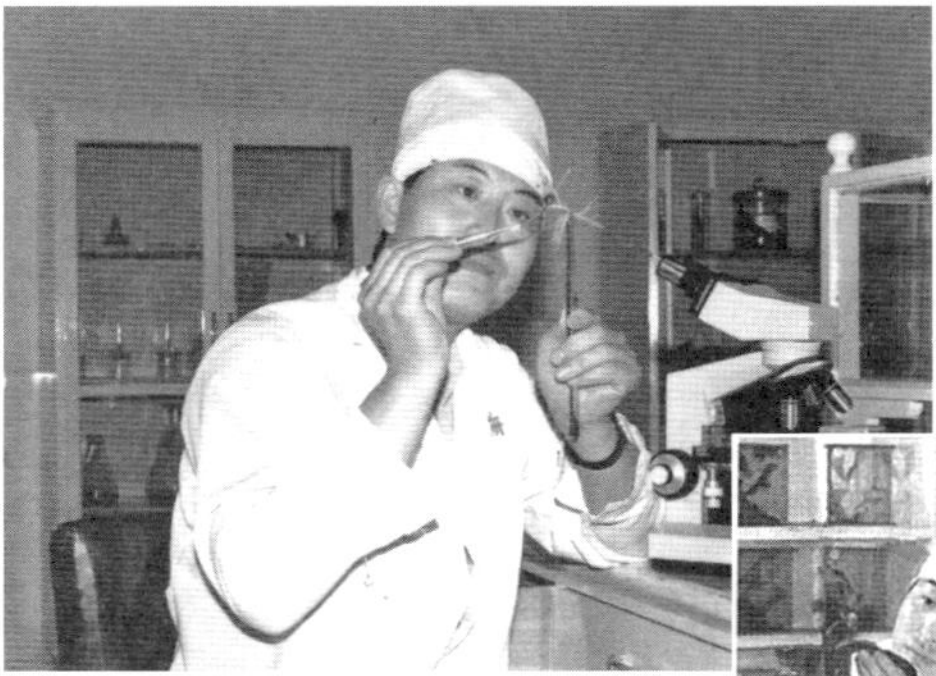
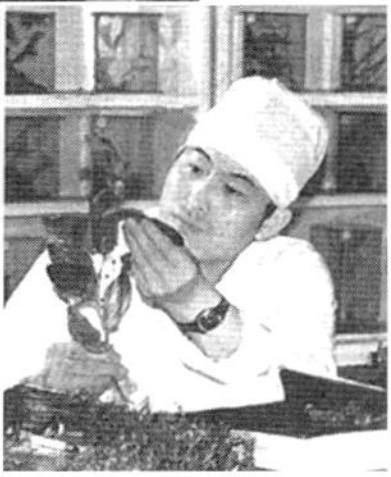

試験を繰り返して生薬の配合、処方を研究する著者は、自ら実験台になったことも……

マウスを使った試験で毒性テストなどをして、さらに半数の三〇種を厳選しました。

そしていよいよ、三〇種の生薬を組み合わせ、配合、処方して試験を開始しました。そのために、新たに二〇匹のウサギと九〇匹のマウスを買ってきました。実は、この試験動物を買うお金が、私にとって残った最後のお金だったのです。

自宅の狭い部屋が試験室です。あるとき、とても貴重な生薬を引き臼で粉末にしていたときです。暑いので窓を開けていたところ、風が入り込んで粉が飛び散ってしまい、呼吸が苦しくなり、顔や手足のかゆみがひどくなってしまいました。あわてて水で洗い流しましたが、翌日、顔や手足が真っ黒に腫れ上がり、吐き気、くしゃみ、冷や汗がひどくなり、それが、二、三日も続きました。ある程度、知ってはいましたが、生薬は服用するには毒性はないが、肌にくっついたりするとこんなふうになるのだと思い知りました。

また、処方した漢方薬の抽出試験をしていたときのこと。朝、フラスコに入れておき、夜になって抽出しようとフラスコに火をつけたところ、爆発してしまったのです。薬液が顔や手に飛び散って、軽い火傷を起こしました。それでも、いま中止したら薬液の性質が変わってしまうと思い、痛みをこらえ深夜まで試験を続けたこともありました。

こんな大失敗もありました。六〇回以上も配合、処方試験を繰り返して、自信が持てる漢方薬の試作品ができました。そして最後に残った五匹のマウスで毒性試験を行ったときのことです。私はマウスの前にじっと座って、観察しながら記録をとりました。六時間ほど経って、食事のために一時間ほど席を離れて戻ってみると、なんとすべてのマウスが死んでしまっていたのです。

この結果は衝撃的でした。選んだ生薬はすべて毒性テストをしたし、なにか生薬の処方、量に間違いがあったのか……。でも、私にはもう、マウスを買うお金がありません。ここまで来て試験をやめるわけにもいきません。マウスは小動物なので、生薬の配合のバランスとか、量が多くて死んでしまったのかもしれないと思い、自ら実験台となって試験を続けました。これほど確かな試験方法はないからです。

一回目は一粒、二粒、三粒と量を増やして確かめ、二回目は六粒にしても安全でした。そして三回目は一〇粒に増やして飲みましたが、なんともありませんでした。

「成功した！」

と喜んだのもつかの間、翌朝、起きてみるとまぶたが桃のように腫れ上がり、手足にしびれを感じたのです。事情を知らない妻に、

「どうしたの？　顔がこんなに腫れてしまって。すぐに病院に行って！」

と強く言われましたが、

「大丈夫だよ。このところ毎日、寝不足で、それに野菜ばかり食べていたし、栄養不足で少し疲れが出たのかもしれない。心配ないよ」

と言い訳をしました。決して毒性のある生薬など配合、処方していないし、これは漢方でいう解毒作用だと思い、その後も四日、五日と続けました。

すると、三回目に出た症状はだんだん消えて、しびれも止まり、わずかな吐き気だけとなったのです。まさに漢方薬の解毒作用が一時的に生じたものと分かりました。これで自らが実験台となって、自分の配合、処方した漢方薬に毒性がないことを確認できたのです。

そのとき私は、実験台という意味では私の場合ととても比べようがありませんが、漢方の勉強をしているときに読んだ書物のなかで、有名な日本の漢方医の話を思い出しました。それは、江戸時代末期に、世界で初めて麻酔を用いて乳がん手術を成功させた華岡青洲《はなおかせいしゅう》という人のことです。漢方だけではなく、当時の日本に伝わった西洋医学である蘭方《らんぽう》（オランダ医学）も学び、手術をするとき患者の苦しみを和らげたい、人の命を救いたいと考え、漢方生薬だけで麻酔薬の開発をした医師です。

研究を重ねた結果、曼陀羅華（まんだらげ＝チョウセンアサガオ）、草烏頭（そううず＝トリカブト）を主成分として、六種類の薬草に麻酔効果のあることを発見し、処方して動物実験を重ね、麻酔薬の完成にこぎつけたのです。

けれども、人体実験で行き詰まりました。そのとき、実母の於継《おつぎ》と妻の加恵《かえ》が実験台になると申し出て、数回にわたる人体実験の結果、於継は死に、加恵は失明するという犠牲の上に、漢方による麻酔薬「通仙散」（つうせんさん）が完成したのです。この話は、日本では小説や映画、舞台になるほど有名だということを、のちに日本に行ったときに知りました。

青洲は常々、「内外同一、活物窮理《かつぶつきゅうり》」を唱え、内科と外科を区別するものではないと語っていました。当時の日本では、内科は漢方、外科は蘭方でした。今から二〇〇年近く前に、日本で漢方医学（中医学）と西洋医学を結びつけるといった、現代でいえば中西医結合医療を考え、実践していたことになるでしょう。

ところで、「漢方薬でがんを治したい！」と研究生活を続けていた私に、当初は理解を示していた妻ですが、五年、六年、七年……と経つにつれ、経済的な苦労はもとより、夫が危険な実験台にまでなってのめり込んでいる姿まで見つかってしまい、とうとう堪忍袋の緒が切れたのでしょう。

「こんな危ないことしないで。あなたが倒れてしまったら、一家はどうするの。漢方薬でがんを治すなんて夢みたいなことは、もうやめて！」

と涙ながらに訴えられました。

実を言うと、これまで私は生薬を集めに各地を訪ねたり、高価な生薬を買ったりと、預金もすべて使い果たして、借金も背負っていたのです。「もう、やめようか……」と何度か断念しかけたこともあります。

でも、その都度、あの末期がんで亡くなった母親の姿と少女の涙を思い浮かべ、「あと一年、あと一年……どうしてもやり抜く」と続けてきたのです。


こうした失敗や挫折を繰り返しながら、それから約一年間、多くの借金を重ねながらも一〇〇回近くの配合、処方をして漢方薬の試験を続け、三〇種類の生薬を処方した抗がん漢方薬の原形を完成させたのです。この三〇種の生薬は、抗がん作用の高い生薬を中心に、胃腸を強くするもの、痛みを止めるもの、利尿作用の高いもの、滋養強壮の良いもの、そして免疫力を高めるものなど、いずれも漢方医学で作用のはっきりしている生薬で、私の試験でも効果の高い生薬ばかりです。

ただし、完成した試作品の一粒は、それこそアヒルの卵ほどの大きさでした。これでは飲むことはできません。

さらに処方を繰り返して、三〇種類から二〇種類近くまで生薬を厳選して、量や配合を変えながら、やっとカプセルに入る大きさにして、一回三カプセルを一日三回に分けて、九カプセル服用する漢方薬としたのです。通常、一カ月分の服用量として一ビン二七〇カプセル入りの漢方薬を一〇ビン完成させました。

そして、処方するときに最初に選んだ二種類の生薬の「天花粉《てんかふん》」と「威霊仙《いれいせん》」から一字ずつ取って、「天仙丸」と名づけました。ここに、天然生薬だけで研究開発した抗がん漢方薬の原形ともいえる試作品が完成したのです。


忘れもしません。一九八三年一月のこと、研究を始めて一〇年余りの歳月が流れていました。自分で言うのもなんですが、まさに苦節一〇年とはこのことでしょう。でも、そのときはまさか、この天仙丸が後に抗がん漢方薬「天仙液」として、世界的に注目されるなど、夢にも思っていませんでした……。

第二章　軌跡

政府から漢方薬で初めて認可された「抗がん漢方」

〝薬草の宝庫〟長白山から生まれた「抗がん漢方」が
世界的に注目されるまでの軌跡

〝薬草の宝庫〟秘境・長白山からの贈りもの

私が「漢方でがんを治したい！」と決意してから、まさに苦節一〇年、遂に一ビン二七〇カプセル入りの抗がん漢方薬「天仙丸」の試作品が完成しました。現在の液体化した「天仙液」の原形となるものです。

この抗がん漢方薬の主成分となっている生薬の多くは、私の生まれ故郷であり、幼いころから薬草採取で親しんだ長白山の薬草からつくられた生薬です。

なぜ、長白山に自生する薬草が良質で、中国では古くから〝薬草の宝庫〟として有名であり、〝漢方の故郷〟とも言われるかを、改めてお話ししたいと思います。なぜなら、私が研究開発した抗がん漢方薬は、長白山の薬草、生薬なしには生まれなかったからです。

長白山脈は、中国の東北部、吉林省と北朝鮮との国境にそびえており、その主峰、長白山（北朝鮮では白頭山と呼ぶ）は海抜二七四四メートルの火山です。長い間、〝秘境〟と

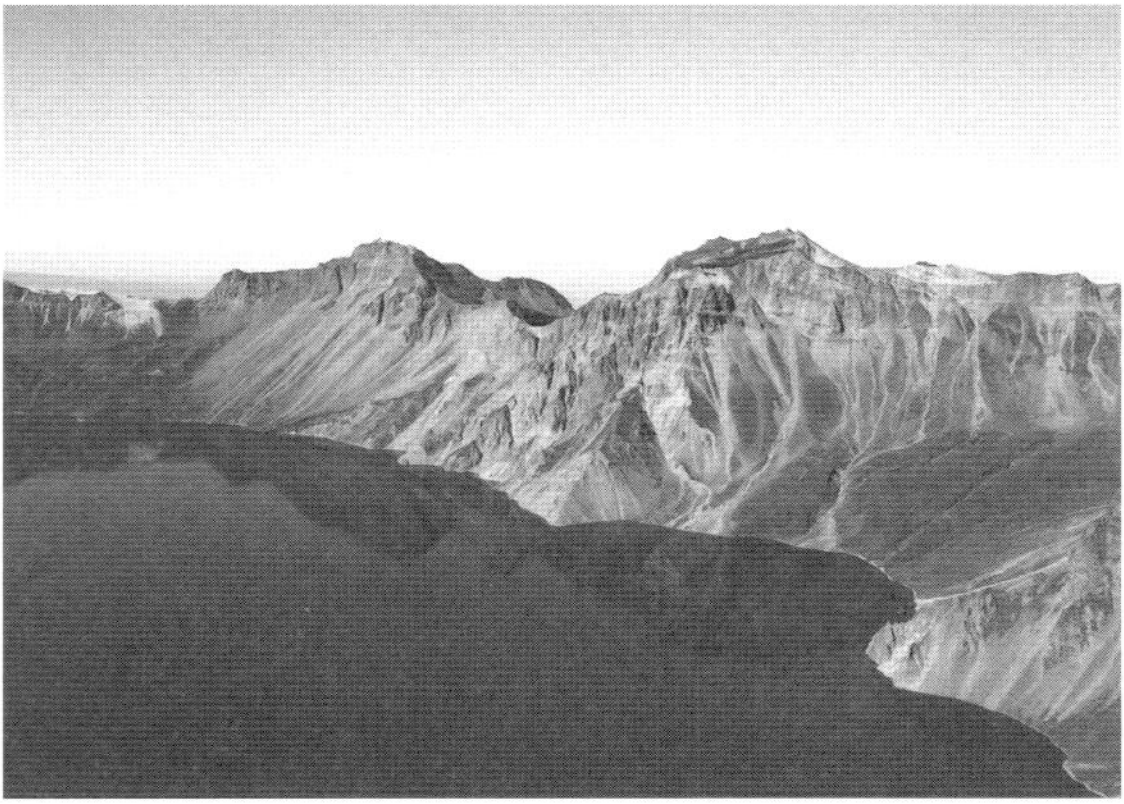

〝薬草の宝庫〟〝漢方の故郷〟として有名な長白山とカルデラ湖の天池

して手つかずの自然が残り、一帯は広大な森林に囲まれ、大自然の恩恵を受けた植物は多種多様で、〝薬草の宝庫〟と称されてきました。

最近の調査では、長白山周辺には一三〇〇種以上の薬草が発見されており、なかでも、〝神草〟と呼ばれる有名な長白人参(朝鮮人参)をはじめ、白花蛇舌草《びゃっかじゃぜつそう》、半枝蓮《はんしれん》など貴重な薬用植物が数多くあります。現在では長白山の薬草は国家政府が管理しており、許可なく立ち入ることも、もちろん採取することもできません。

では、なぜ長白山に自生する薬草が良質かというと、その土地の生育環境にあります。長白山系はかつて火山活動が活発で、その火口に位置するのが主峰・長白山です。古くから火山の爆発が繰り返され、最も近い爆発の記録は一九〇三年で、以降、地震の回数がそれまでの一〇倍に増えています。今では頂上付近が少しずつ隆起して、カルデラ湖の天池や森林からは火山ガスが噴出し続けています。火山学者の間では、長白山はおよそ一〇〇年周期で爆発が生じると観察されています。

火山の爆発が繰り返されることによって、火山灰が降り積もり、長い年月を経て、その土壌には火山特有の微量元素や薬用価値の高い成分、さらに、今だ分析されていない成分まで含まれているのです。セレニウム、ゲルマニウム、マンガンなどは人間の身体に必要な微量元素で、病気に対する有効作用を持っていることで知られています。

また、冬は深い雪におおわれた極寒の地で、零下五〇度に達するほどです。しかも冬期は長く、一〇月から翌年の五月くらいまで続き、植物が本当に生育できる期間は夏の七月、八月だけという気候、自然環境です。そこで生育する植物は、必然的に生育期間に比べ、長い休眠状態をとらざるを得ず、有効成分が閉じこめられるわけです。この長い休眠期間も、良質な薬草が育つ要因となっています。

植物は土壌、気候などの自然環境によって、生育状態、栄養状態が異なり、その植物自

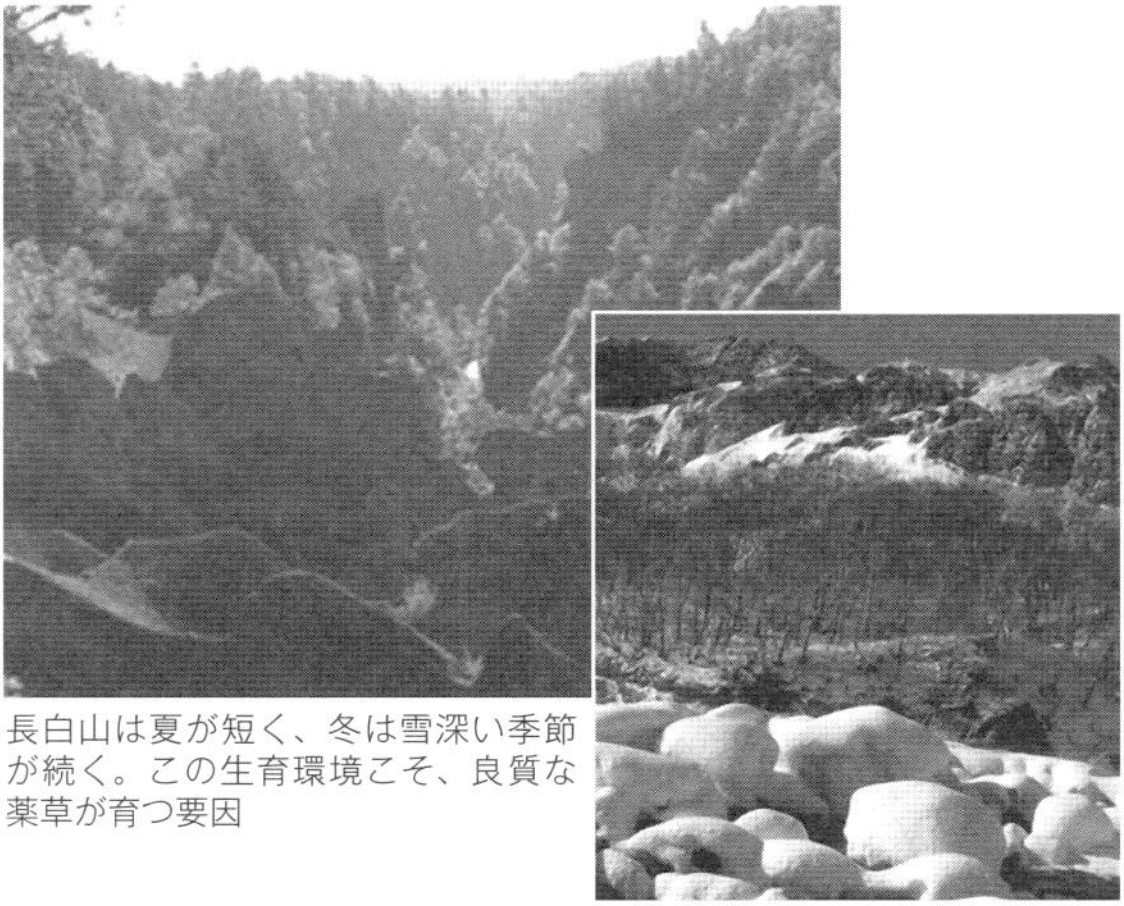

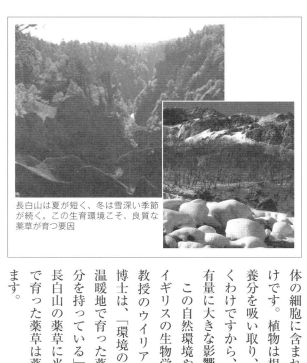

長白山は夏が短く、冬は雪深い季節が続く。この生育環境こそ、良質な薬草が育つ要因

体の細胞に含まれる物質の量や質も異なるわけです。植物は根から水分と一緒に土壌の栄養分を吸い取り、光合成を行って生育していくわけですから、こうした自然環境が成分含有量に大きな影響を与えているのです。

この自然環境や気候と植物の生育について、イギリスの生物学者でオックスフォード大学教授のウイリアム・ドナルド・ハミルトン博士は、「環境の厳しい気候で育った薬草は、温暖地で育った薬草の二倍から三倍の薬効成分を持っている」と報告しています。まさに長白山の薬草に当てはまり、厳しい自然環境で育った薬草は薬効価値が高いことが分かります。

さらにもう一つ、長白山の頂上には、噴火口が湖となったカルデラ湖の天池があります。この天池の水には多量のミネラルや多種多様な微量元素が含まれていることが確認されており、また、分析し難い成分も存在していました。

こんな事例がありました。村人が朝鮮人参酒をつくるために、天池の湧水で醸造した酒に生薬人参を漬けておいたところ、なんと人参が発芽したというのです。普通の酒に漬けたのではあり得ないことで、天池の水には植物の細胞を活性化させる何らかの成分が入っているということでしょう。

こうした〝奇跡〟は、長白山の麓に住む人たちには当然と思っていたようです。実際、長白山の薬草や水を日常的に使っている村の人たちは、他の地域の人よりはるかに長生きで、〝長寿の村〟として有名です。長白山の土壌や水、薬草が、いかに神秘的で、奇跡を起こしても不思議ではないように思えてしまうほどです。

こうして私は、長白山の薬草を中心に中国各地からも集めた一〇〇〇種近くの薬草、生薬を整理、分類、分析していくなかで、長白山の薬草には「がんに効果あり」と思われる薬草が必ずあると自信を深めていったのです。

村人の末期胃がん患者の腫瘍が縮小した！

「漢方でがんを治したい！」と取り組んで一〇年間。多くの失敗と挫折、ときには絶望感を味わいながら、やっと一ビン二七〇カプセル入りの抗がん漢方薬の試作品一〇ビンを完成させ、この試作品に「天仙丸」と名付けたのは、前にお話しした通りです。

そしていよいよ、天仙丸を実際にがんの患者さんの人たちに試してもらおうと、勇んで大病院を回りました。けれども中国でも、当時の大病院では西洋医学によるがん治療が中心で、どの医師も「がんに効く漢方薬だって？」と天仙丸も見ずに相手にしてくれません。「漢方薬でがんが治せるわけがないだろう」と、大学病院の医師などは会ってもくれず、門前払いです。

なかには「漢方」に理解のある医師もいましたが、「試してください」と頼んでも、天仙丸は薬として正式に認可を受けているわけではなく、いわば民間薬の部類です。「きちんと許可を受けてから来てください」と受け取ってもらえませんでした。

それでも諦めきれない私は、大学病院の前で待ち構えて、がんと診断された人を捜しては声を掛け、「これは私がつくった漢方薬です。決して毒になるものではありません。試しに飲んでもらえませんか？」と頼み込みました。

けれども突然、見ず知らずの男に「この薬はがんに効くので飲んでください」と言われても、「はい、そうですか」と飲んでくれる人はいません。そのうち病院の守衛から、門の前で患者に声を掛けている「怪しいヤツ」がいると、追い払われる始末でした。

思えば私は、これまでほとんど自宅兼研究室に閉じこもって「抗がん漢方薬をつくる」という一つのことに熱中していました。西洋医学の医師とか、漢方に通じている医師、漢方医などとの交流もなく、ただ「効く漢方薬をつくればすぐに受け入れてくれる」と、なんの根拠もない自信を持って研究生活を続けていたのです。世の中を知らなさすぎました。

一カ月、二カ月……こうした事態に直面すると、現実社会の厳しさ、自分の社会的不勉強さを感じると同時に、大学病院などの権威主義を痛感させられました。

そこで今度は、地元の村に戻り、近隣の村や町の病院を訪ねたり、がんの患者さんがいると聞けば駆けつけたりして、「この薬を試してみてください」と頼んでも、うさんくさい男だと思われて、誰ひとり関心を示してくれませんでした。「やはり、漢方薬でがんを治すなんて、誰も信じてもらえないのか……」と絶望的な気持ちになりました。

ところが、私にも少しのツキが残っていたのです。自宅でふさぎ込んでいたとき、隣の村のお年寄りが家族に付き添われて、荷車に乗ってやってきました。「がん患者を訪ね歩いては、自分のつくった薬を飲んでくれという男がいる」という噂を聞いて訪ねてきたのです。そして、

「わしは末期の胃がんと診断されて、余命もわずからしい。病院でも見放されてしまったが、とにかく食べられないし、痛くて仕方がない。聞けば薬はタダということなら、その薬とやらを飲ませてくれ。それで死んでも恨んだりはせん」

と家族ともども、申し出てくれたのです。

私は人の不幸とは知りながら、飛び上がらんばかりにそのお年寄りの手を握りしめていました。そして病院のカルテを見せてもらいながら診断をして、天仙丸による治療を始めたのです。

その後、何度かお年寄りの家に足を運び、一カ月くらい経った後のこと。お年寄りを訪

ねたところ、「痛みが止まって、物も食べられるようになったし、身体の調子がよくなったようだ」と、見違えるような元気な声で話してくれました。

さらに二カ月後、お年寄りの家族から病院の主治医のカルテが同封された手紙が届きました。そこには、病院での検査の結果、「胃の腫瘍が縮小している」と記されており、食事が普段通りに戻り、今では近所に散歩できるほどに回復したと書かれていました。

手紙とカルテを持った私の手は震えていました。自信はあったとはいえ、「回復した」という事実を目の当たりにして、涙があふれるほど感激しました。忘れもしない、一九八三年の七月一二日のこと、私が三〇歳になって間もなくのことでした。なんと、抗がん漢方薬の研究開発を始めて、一〇年以上の歳月が流れていました。

天津医薬科学研究所で行われた臨床試験の結果

「天仙丸」によるがん治療の成果というか、いわば臨床試験の第一号となったお年寄りのお蔭で、口コミによって私の自宅兼研究所兼診療所には、次から次へと天仙丸を求める人が訪れるようになりました。そのころには、三〇人分ほどの天仙丸が出来上がり、診療代の他に謝礼を置いていく人も増えました。

そのなかには、治った人も、治らなかった人もいたと思います。けれども、それまで天仙丸を服用した二八人ほどの人に経過を聞いたり、便りを受けた人の半数以上から、痛みがとれた、食欲が出てきた、体重が増えた、体調がよくなったなどのことを伝えてくれました。また、末期がんの人は痛がらず、安らかに死を迎えたと、遠くからわざわざ訪ねてきて、感謝をしてくれた家族の人もいました。

半年後、それまで天仙丸を服用した二八人の患者さんのなかから、調べがついている二三人分の治療経過と成績を臨床報告書にまとめて、北京の大学病院に送ってみました。けれども、いつまで経ってもなしのつぶてで、連絡しても見向きもされていないことを知りました。私の報告書は医療専門機関や政府関係者などのお墨付きもないし、一介の田舎の医者がつくった漢方薬など、認めてもらえなかったのです。

そんなとき、親戚の人が天仙丸を飲んでがんに効果があったことを、その目で見て信じてくれた通化市地区委員会の王国発委員長から声が掛かり、「同じ通化の人間同士として、ぜひ、この薬を推薦しよう」と、医薬品の権威ある検査機関の天津医薬科学研究所で、一次的な臨床試験を行えるように手配してくれたのです。

その結果を待つこと五カ月間、やっと返事の報告書が来て、祈るような気持ちで封を開けたところ、各種の臨床試験データとともに、結果が記されていました。それは、「天仙丸はがん治療に効果があり、これまでのがん治療薬には見られない作用が認められた。さらなる臨床試験を行うべきである」というのが結論でした。

正直言って、臨床試験の結果についてはある程度の自信はありました。なぜなら、これまで天仙丸を服用した三〇人近くの患者さんで、三分の二以上の人に「効果があった」という事実を確認していたからです。

「政府重点科学技術発展計画」に入り、大規模な臨床試験

公的機関である天津医薬科学研究所で、天仙丸に「抗がん効果あり」と認められたことで、研究所兼診療所を通化市内に開いて、天仙丸を漢方薬として、一般のがん患者さんた

ちを診察して、提供できるようになったのです。

その患者さんの人数が次第に増えるにつれ、「天仙丸という漢方薬ががんに効くらしい」と話題となり、大学病院や医療機関、国営薬局からも注目され始めたのです。わざわざ北京から一昼夜かけて、通化市の私のところに天仙丸を求める人も出るほどでした。

そして翌年、天津医薬科学研究所の臨床試験データと評価を知った天津医科大学と北京の中国医学院・広安門病院の余桂晴《よけいせい》教授が、天津医薬科学研究所との共同研究グループを立ち上げ、さらに詳しく天仙丸の大がかりな臨床試験が行われました。そして前回よりさらに詳しく、具体的なデータが示され、「がん治療薬として有効である」と報告がなされたのです。

この臨床試験の結果を得て、天津医薬科学研究所と天津医科大学によって、当時、一九八五年に中国政府が実施計画を立てていた「政府重点科学技術発展計画」の研究対象項目として、「天仙丸は国家的なレベルで研究する価値がある」と推薦され、その一項目に取り上げられることになったのです。つまり、漢方薬による抗がん剤としての新薬開発を目的とした国家的プロジェクトに入り、政府のバックアップのもとに、大規模な臨床試験が行われることになったのです。

臨床試験は、先の天津医薬科学研究所、天津医科大学、中国医学院・広安門病院をはじめ、中国各地の二五の医療機関、大学病院で約二年間にわたり実施されました。政府プロジェクトの研究テーマは次の三つです。

一、がん患者に投与した効果を検証する臨床試験
二、薬理作用の分析、解明の科学試験
三、抗がん新薬としての製薬化

そして各臨床試験、科学試験、製薬化のプロジェクトをまとめる中心となる研究施設として、通化長白山抗癌薬物研究所が設立され、私が主任研究員に任命されました。その後、天仙丸の研究開発と製薬化の実績が高く評価され、当時の中国政府の改革開放路線の波もあり、研究所を私有化する許可を得て、吉林省抗癌協会・長白山薬物研究所（現在は吉林省通化長白山薬物研究所）と改称しました。

政府が初めて医薬品の「抗がん漢方」として認可

私が吉林省抗癌協会・長白山薬物研究所の所長となり、政府重点科学技術発展計画に基づいて、中国各地の大学病院、研究機関での臨床試験、薬理作用、そして製薬化の三つが達成を得たことによって、次のステップに進むことにしました。これまでは、あくまでも漢方薬という位置づけで、私の研究所で製薬化して、病院や薬局に提供していました。

そして今度は、中国国家衛生部（日本の厚生労働省に相当）に、天仙丸（後の天仙液）を抗がん新薬として認可を受けることにしたのです。

けれども、この年に中国の薬事法ともいうべき法律が改正され、がん治療に効果があることを証明する衛生部の審査規定に合う詳細なデータを示さなければ、新薬としての許可が得られないことになったのです。そのために、さらに長白山薬物研究所が中心となってプロジェクトチームを結成し、中国各地の大学病院、医療機関へ規定に沿った臨床試験を依頼して、一年間を要した臨床試験を行いました。

この臨床試験の結果、五二一例が報告されました。そのなかで、二八七例は天仙丸の服用によって「手術、放射線、抗がん剤治療の必要はなくなった」、つまり、腫瘍の縮小、消滅が見られ、回復に向かったというのです。抗がん新薬として高い効果を示したのです。

さらに臨床試験では、新たに多くの貴重なデータが示されましたが、これらのデータは専門的で一般的には難しいので、ここではそのなかの一例として、分かりやすく、数字がはっきり示されている臨床試験として、『天仙丸による食道がん・胃がんに対する治療効果』のデータを示しておきます。

大学病院、医療機関で実施された五二一例のなかで、食道がん、胃がんの臨床例の総計は三四九例で、その結果を整理、分析したのが図表③です。結論から言いますと、「食道がん、胃がんへの有効率は八〇・一％」という高い数字が確認されました。

この数字というのは、図表のように天仙丸の服用で腫瘍が消えた「寛解《かんかい》」、縮小または部分的に消えた「好転」、拡大が認められずがん細胞が縮小して増殖が止まった「安定」の三つの状態を合計した比率、つまり「有効率」が八〇・一％に達したということです。

図表③　天仙丸による食道がん・胃がんに対する治療効果

	臨床例	寛解	好転	安定	進展
食道がん	172人	2人	5人	129人	36人
		1.2%	2.9%	75.0%	20.9%
胃がん	177人	2人	2人	140人	33人
		1.1%	1.1%	79.1%	18.6%
合計	349人	4人	7人	269人	69人
		1.1%	2.0%	77.0%	19.9%

寛解：がん腫瘍の消滅あるいは縮小率50%以上
好転：がん腫瘍の縮小率25～50%
安定：がん腫瘍の縮小率25%未満（※腫瘍が縮小し、増大していない状態）

この臨床試験の結果で大切なことは、有効率の大部分を占める「安定」の数字です。「安定」とは腫瘍が少しずつ縮小している状態で、腫瘍が増大していないということです。がん細胞は、何らかの治療をしなければ増殖をし続けます。ですから、増殖が止まるということは画期的なことで、「治る可能性がある」ことを意味しているわけです。そして臨床試験をまとめた大学病院では、「有効率八〇％を超えるというのは画期的な効果だ」と報告書に添えられるほど、天仙丸に対する評価は高いものでした。

さらに、臨床試験によってさまざまな作用、効果が認められたのです。具体的には抗腫瘍

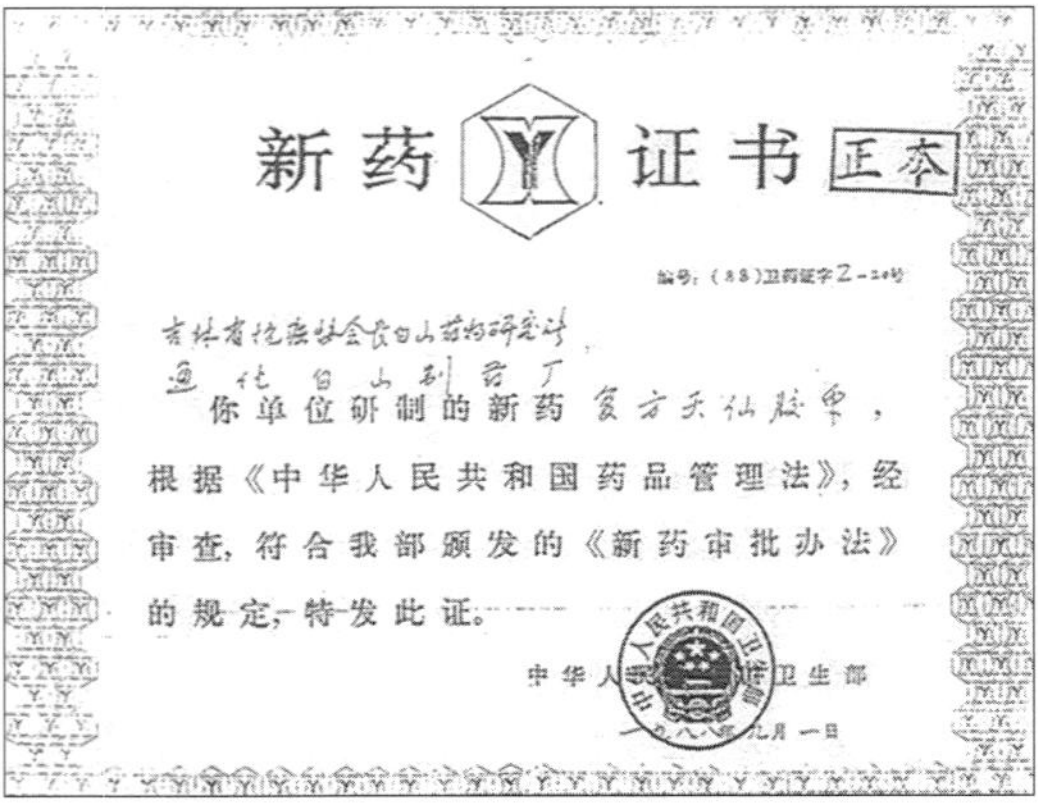
新药 证书 正本

编号：（88）卫药证字Z－24号

吉林省抗癌协会长白山药物研究所
通化白山制药厂

你单位研制的新药 复方天仙胶囊，根据《中华人民共和国药品管理法》，经审查，符合我部颁发的《新药审批办法》的规定，特发此证。

中华人民共和国卫生部
一九八八年九月一日

中国国家衛生部より漢方薬として初めて、「抗がん新薬」の認可

作用、鎮痛作用、免疫増強作用、放射線治療、化学療法による副作用の軽減、末期がんに対する延命効果などのデータが得られたのです。同時に「天仙丸の服用によって人体に対する血液循環機能、心臓、肝臓、腎臓などの諸器官への副作用、及び毒性は認められない」とのデータが示された臨床試験の結果を持って、中国国家衛生部に「抗がん新薬」としての認可申請を行ったのです。

そして一九八八年九月、中国国家衛生部より、天仙丸の正式な申請名称である「複方天仙膠嚢（ふくほうてんせんこうのう）」に対して、漢方薬による医薬品の「抗がん新薬」（抗がん漢方薬）として初めて認可されたの

です。まさに記念すべき日でした。思えば、私の抗がん漢方薬の研究を始めてから、すでに一四年の歳月が経っていました。

その後、長白山薬物研究所の付属として国営工場の「吉林省通化長白山製薬工場」で本格的な製品化が始まり、カプセルも改良して、パッケージも箱入りとして中国各地の病院、診療所などに供給されるようになったのです。

ちょうどそのころ、天津医科大学の先生から、漢方医学を通じて親交のあった日本の帯津三敬病院院長（現・名誉院長）の帯津良一先生を紹介していただき、通化まで遠路にもかかわらず、私の長白山薬物研究所を訪ねていただきました。帯津先生との出会いは、私にとってまさに運命的な出来事でした――。

漢方がん治療の第一人者、帯津良一先生との運命的な出会い

中国政府から天仙丸が「抗がん漢方薬」として認可されて間もなくのことです。中国各地の病院などで天仙丸の評価が高まるにつれ、日本では帯津三敬病院院長の帯津良一先

生がいち早く興味を持たれたのです。そして、長白山薬物研究所を訪ねていただいたのは、一九八九年三月のことでした。

帯津先生は今や、がん治療に西洋医療のほかに漢方薬などを取り入れた「中西医結合医療」の第一人者です。この中西医結合医療とは、一言で言えば西洋医学と漢方医学（中医学）の長所を取り入れたがん治療法で、現在では欧米でも注目されつつある療法です。

がん治療に漢方薬をはじめ気功、鍼灸、代替療法などを取り入れた統合医療、さらに人間全体を診る「ホリスティック医療」の権威でもあり、日本ホリスティック医学協会の会長を務められています。

帯津先生は、東京大学医学部から都立駒込病院の外科医として活躍されてきました。けれども、がん患者さんの多くの人に手術をしても転移・再発を防げない問題、放射線治療、抗がん剤などの化学療法にしても「がん細胞を殺傷するが正常細胞も殺してしまう」という副作用の問題、末期がんとなると手術もできず、手の施しようがないという問題に突き当たったといいます。

そして、がん患者さんたちの苦しみや痛みを見るにつけ、西洋医療のがん治療に対する

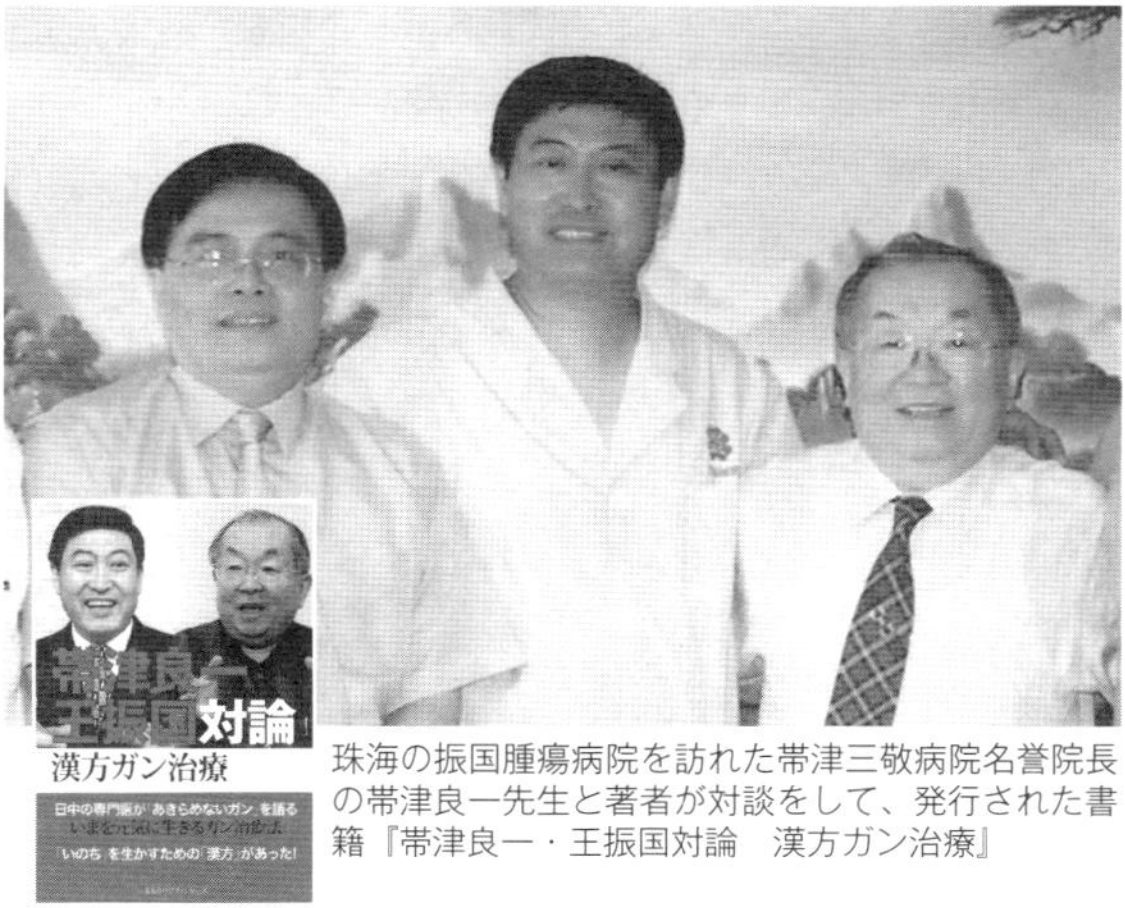

珠海の振国腫瘍病院を訪れた帯津三敬病院名誉院長の帯津良一先生と著者が対談をして、発行された書籍『帯津良一・王振国対論　漢方ガン治療』

壁というか、限界を感じられ、中西医結合医療を目指して、一九八二年に埼玉県の川越市に帯津三敬病院を開設されたのです。

こうした帯津先生との出会いから、どうして先生が天仙丸に興味を持たれたのかなどについては、二〇〇七年に私が広東省珠海市に通化、北京、上海に次いで四つめの珠海振国腫瘍病院を開設して間もなく視察に来ていただいて、対談した内容を本にした『帯津良一・王振国対論　漢方がん治療』（K&Bパブリッシャーズ刊）の「あとがき」のなかで帯津先生が語られています。少々、長くなりますが紹介させていただきます。

《王振国先生との久しぶりの再会。頬のあたりが幾分ふっくらしていることを除けば、その風貌はほとんど変わりがありません。しかし、広東省珠海市にそびえる「振国腫瘍病院」を訪れ、院内を見学して、王先生としばし対談した後、王先生の内面の成長ぶりに圧倒されてしまいました。思わず「男子三日会わざれば刮目《かつもく》して見よ」と口走ってしまったほどです。

本書の対談でも触れましたが、私が吉林省通化市の長白山薬物研究所に王先生を訪ねたのは一九八九年三月のこと、丘の上のホテルにある前庭から霞んで見える通化の街の情景が、いまでも鮮やかに蘇《よみがえ》ってきます。

私が、「中西医結合医療」のがん治療を旗印に病院を開いたのが一九八二年一一月。当時はまだ、漢方薬や気功などの中国漢方医学をがんの治療に用いている医師や病院は、日本にはほとんど見当たらなかったので、お手本はご本家の中国に頼らざるを得なかったのです。

そのために、私はせっせと中国詣でをしました。中国医学や中西医結合医学によるがん治療に関する学会などが開催されるということを聞くと、すぐに飛んで行きました。情報源は、当時、新設されたばかりの中日友好医院の副院長の李岩（りがん）先生でした。返事の電報を打つために、新宿にあった昔のKDDによく行ったものです。いま思えば、若さと、なんとか中西医結合医学によるがん治療を成就させたい、という熱い想いがあったからだと思っています。

なかでも勉強になったのは、北京の中国医学院・広安門病院の主催する学会でした。確か、一年おきに開かれていました。会長は余桂晴（よけいせい）先生、運営委員長は朴炳奎(ぼくへいげい)先生と決まっていました。この朴炳奎先生は語学の天才というのでしょうか、日本語は日本人そのもの、英語も朝鮮語もペラペラなのです。会議では進行係と通訳と、八面六臂《はちめんろっぴ》の活躍でした。

この会議には、いつも中国全土から、がん治療の専門家が集まりました。私の知人だけでも、北京の李岩先生、天津の李徳華（りとっか）先生、上海の邱佳信（きゅうかしん）先生などが一堂に会するのですから、これは壮観でした。

中国詣でをするたびに、中国の友人ができました。そうした友人の誰だったかを思い出すことができませんが、天津医科大学の李徳華先生を、ある日、私の病院に連れてきていただいたのです。いま思えば、「天仙液」になる前の「天仙丸」のいわば売り込みだったのでしょう。

李徳華先生は端正な顔に物静かな、いかにも学者といった感じの人で、「天仙丸」を研究開発した王振国先生の理解者であり、その研究開発に関して全面的に協力された先生だということでした。

確か、一九八八年の秋のことです。一九八七年の「日本ホリスティック医学協会」の設立に参加したばかりで、中西医結合医学からホリスティック医学へと私の遍歴が緒についた当時のことでした。もちろん、まだ中西医結合医療が手の内に入ったというわけではなく、それだけに貪欲に中国医学を仕込んでいる最中でしたので、李徳華先生が紹介してくれた「天仙丸」の話に飛びついたというわけです。

李徳華先生の持参した「天仙丸」に関する数々の論文を見ていると、動物実験にしても、臨床試験にしても、実に成績が良いのです。しかし、それだけでは身を乗り出さなかったかもしれません。私が動かされたのは、臨床試験のメンバーのなかに、友人の朴炳奎先生の名も見出していたからです。彼が一枚噛んでいるのなら、これは信用できると思ったのです。いったん信じてしまうと、どうしても王振国先生に会いたくなりました。

そして、翌年の三月に実現の運びとなったのです。しかし、うかつにも李徳華先生が天津だから、王振国先生も天津だろうと誤解していた私は、北京空港に出迎えてくれた李徳華先生から、ホテルで休んだ後、夜行で一一時間の旅と聞いて肝をつぶしてしまいました。正直いって、いささか後悔したのです。

三日間にわたって、日中は通化市の長白山薬物研究所の応接間のようなところで過ごしました。「天仙丸」のスライドを見せてもらったり、人民医院の医師などが訪ねてきて、いろいろ臨床での話を聞かされました。よく気がつく美人の娘さんがいて、私の秘書のような役割をしてくれたので大いに助かりました。

この三日間で「天仙丸」の概略を理解することができました。決して特効薬ではないが、かなり期待できると踏んだのです。帰路は、また李徳華先生と二人で、一一時間の旅です。

天津はすでに春真っ盛りでした。ホテルに着いて、真っ先に風呂場に飛び込みました。黒く輝く立派な浴槽で、蛇口の金具も光っている。蛇口をひねると、ドーッとお湯が出てきて、思わず万歳を叫んでしまいました。（後略）》

製薬会社と共同研究で開発された「抗がん漢方」が世界へ

帯津先生が長白山薬物研究所に来られて、しばらく経ったときのことです。先生が日本の病院での治験用として、天仙丸を一〇箱ほど持って帰られた後のこと。帯津先生の病院で天仙丸を使う人が増えて、その後、何度か天仙丸を送りました。

あるとき、先生の著書『健康革命』という本に天仙丸が紹介されていると、日本の関係者が私のところに、その部分を翻訳して送ってくれました。そこには、私どもの臨床試験のときも、製薬化され供給されたときにも指摘されたいくつかの問題点が、先生からズバリと指摘されていたのです。

その問題点とは、がんの患者さんにとって、がんの種類、病状、症状によって、カプセル状では用いるのに難しいことが生じる場合もあったのです。たとえば、末期がんの患者さんにとってはカプセル一つ飲むにも困難なケースがあり、また、喉頭がんや舌がんの患者さんはカプセルを飲み込むことはできません。さらに病状によっては一時に大量に飲ま

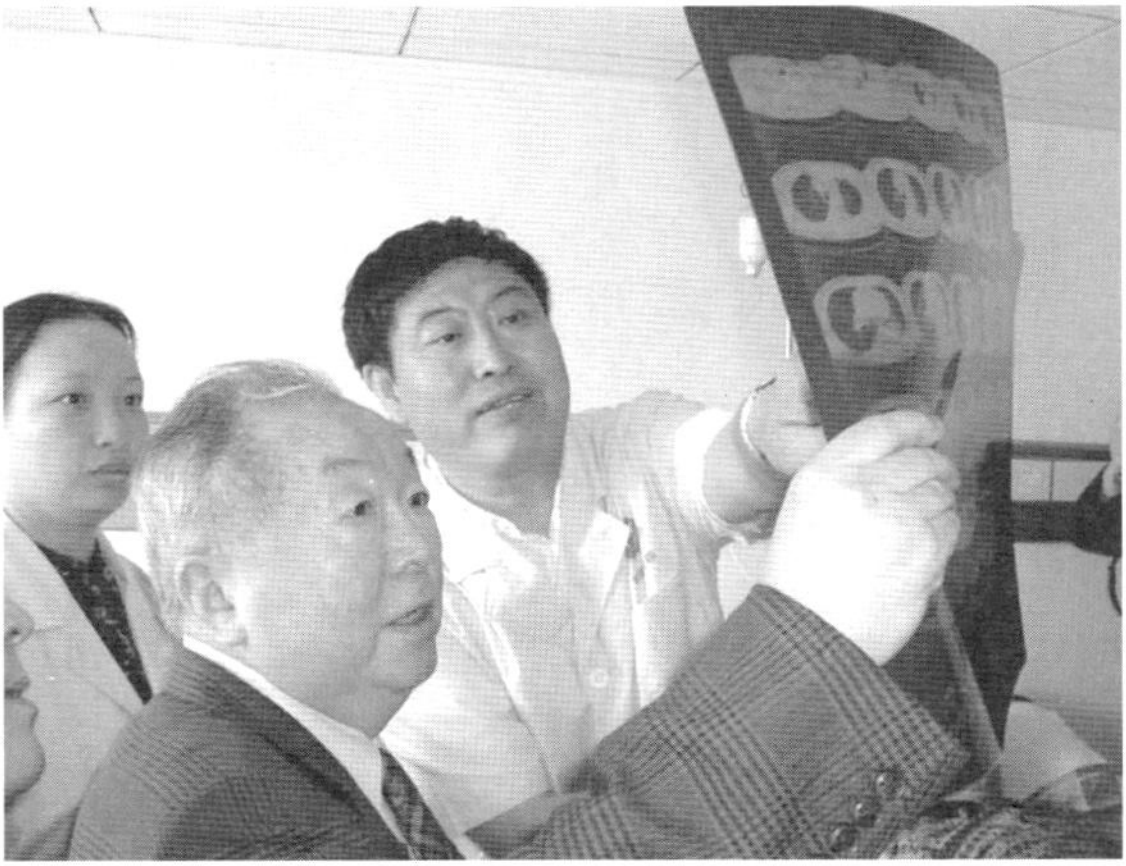

病院内を視察されて、漢方がん治療について検討する帯津良一先生

なければならない場合もあり、飲み下すことができないこともありました。

　問題はそれだけではありません。カプセルは溶けるまでに時間がかかり、吸収がそれだけ遅れるわけで、そのために胃酸の影響を受けて胃壁を痛めたり、胸やけや嘔吐、下痢などを起こすケースもあることが分かったのです。

　ご存知の通り、胃腸で消化吸収のしやすさ、早さで言えば、①内服液、②カプセル剤、③錠剤という順になりますので、液体が理想なのは自明の理だったのです。

　そのことに関して帯津先生は、先の『帯津良一・王振国対論　漢方がん治療』の本のなかで、次のように指摘されていたのです。

《病院に帰ると、その頃から、私の病院のがん患者さんたちは進取の精神に富んでいたらしく、この「天仙丸」に殺到しました。王振国先生から分けてもらって持ってきた分は、あっという間にがん患者さんの手に渡ってしまったのです。それで、王振国先生に頼んで「天仙丸」を送ってもらうことにしたのでした。

その後、王振国先生も日本にやってきて、川越の私の病院を見て、いつか自分もこういう病院を開設したいものだといって、夢をふくらませていたのを覚えています。わが家の前で、私の家族と写真を撮ったことなどが懐かしく思い出されます。

「天仙丸」を用いて分かったことは、これは私のホリスティックながん治療の一翼を担う充分な力量を備えているということでした。患者さんたちも、その意義を理解して服用してくれましたが、一つ困ったことは常用量の一日九カプセルを摂ると、どうも胃の不調を訴える人が多いのです。一般の漢方薬などもそうですが、どうやら中国の人と日本の人では胃腸の強さが違うらしく、仕方がないので一日三カプセルの服用でいくことにしたのです。

しかし、何が幸いするか世の中はわからないものです。こうした「天仙丸」の服用について、「漢方薬のなかには強すぎて胃壁を痛めるものもあるから、液体のほうが飲みやすい」

と書いてある私の本を見て、王振国先生と香港の製薬会社が共同で、服用しやすいように研究を進め、その後、液体化に成功してアンプルに入った複合漢方薬の「天仙液」が完成したということです。

その「天仙液」が香港の製薬会社を窓口にして、世界中に広まりだしたのが話題になって、雑誌社の依頼で香港に取材に行ったことがあります。同行はフリーライターの富永聰氏で、見どころのある人物と見ていましたが、今では中国ウォッチャーとして大成しています。》

まさに帯津先生の指摘通りでした。けれども、当時の中国の製薬技術では漢方薬の生薬成分の品質を保ち、液体にして製品化できるだけの技術が乏しかったのです。そこで、新薬開発技術の高いノウハウを持つ製薬会社の中日飛達聯合有限公司（本社・香港）と共同で、液体化の研究開発に取り組んだのです。

基本的な成分構成は天仙丸と同じですが、液体化するために一部の成分を見直しました。成分材料の見直しという点でいえば、材料の薬草はほとんどが〝薬草の宝庫〟長白山で採取されたものですが、これまで薬草を乾燥した生薬を用いていました。けれども、成分作用の分析、検査の結果、新鮮な薬草そのものから成分を抽出したほうがより作用の高いものもあり、倍以上の効果が得られるものもあることが判明したのです。そのために、薬草研究の施設として、長白山の麓に、広大な面積を持つ通化長白山薬物研究所の付属の薬草研究所を新設しました。

新たな成分を配合、処方して、微妙な処方比率、そして味、臭い、飲みやすさなど、製薬会社の研究員と最新の医学、科学、製薬技術を駆使して、その上で臨床試験や薬理作用、毒性試験などを繰り返しました。

その結果を検証して、さらに抗がん作用を高める製薬化の研究を重ね、それだけで三年近くを要しました。ですから液体化された抗がん漢方薬は、これまでの漢方薬の枠を超えた最新医学、科学、製薬技術で生まれた中西医結合医療の結晶といえましょう。

そして一九九一年、天仙丸を改良、強化して進化させた液体の抗がん漢方薬「天仙液」が完成したのです。名称も中国で最初に認可された天仙丸（認可名称「複方天仙胶囊《ふくほうてんせんこうのう》」）を液体化した抗がん漢方薬として、「中国1号天仙液」（現在では「天仙液」に統一）としたのです。

同時に、共同で研究開発をした製薬会社が世界総販売元となり、世界各国に提供できるようになったのです。ですから、「天仙液」が本格的に日本で紹介されてから四半世紀に及ぶことになります。

また、天仙丸に関しても改良し、がんの種類、病状別に研究開発しました。そのために、「天仙液」と併用することで抗がん効果を高めることもできるようになり、天仙丸の嚥下《えんげ》障害などを抑える効果があることも臨床試験で判明しました。

さらに、この「天仙液」を北京、天津、吉林など中国各地の三〇カ所の医療機関、大学病院に臨床試験を依頼しました。一年後に臨床試験の結果が集まり、合計で九四八例のデータを得ることができました。

ここではすべて紹介することはできませんが、そのなかの一例として、「天仙液の末期悪性腫瘍に対する治療効果」（九一頁の図表④参照）を示しておきます。図表のように、末期食道がん、胃がん、大腸がんをはじめ、肺がん、肝臓がん、乳腺がん、脳腫瘍の七種類、合計九四八例についての臨床データでは、予想以上の高い有効率が示されました。なかでも、食道がん、胃がん、大腸がんの六九六例では、九〇％近い有効率となりました。

こうした「天仙液」の新たな臨床試験結果を公表したことで、「天仙液」は日本はもとより、世界的に注目されるようになったのです。

この年、一九九一年には、もう一つ特筆すべきことがありました。冒頭でも触れたように、当時の江沢民《こうたくみん》総書記（後の一九九三年に中国国家主席に就任）が吉林省を訪れたとき、通化市の長白山薬物研究所を視察に訪れ、「天仙液によって、わが国に多大な貢献をしたことを称賛する」という栄に浴したのです。その後、国家主席になられてからも視察に訪れていただきました。

なお、「通化長白山薬物研究所」の門に揚げている扁額《へんがく》は、江沢民国家主席の自らの書によるもので、抗がん漢方薬「天仙液」の完成は、国家的な研究成果の成功例として賞されたのだと思いました。

その後、「天仙液」は改良、進化を続けています。一九九五年に「中国1号天仙液」を改良、進化させた「中国1号天仙液強効型」、二〇〇五年にはアメリカ・ロサンゼルスの工場において製品化した「中国1号天仙液最新型」が供給されました。

そして二〇〇八年、これまでの「改良型」「最新型」をさらに改良、進化させて、最も

図表④　天仙液の末期悪性腫瘍に対する治療効果

	症例数（人）	効果があった人（人）	効果のなかった人（人）	有効率（%）
食道がん	225	201	24	89.3
胃がん	376	334	42	88.8
大腸がん	95	85	10	89.5
（小　計）	696	620	76	89
肺がん	94	73	21	77.7
肝臓がん	34	25	9	73.5
乳腺がん	78	56	22	71.8
脳腫瘍	46	28	18	60.9
（小　計）	252	182	70	72.2

※症例数合計 948 例

▼上記をグラフにした有効率

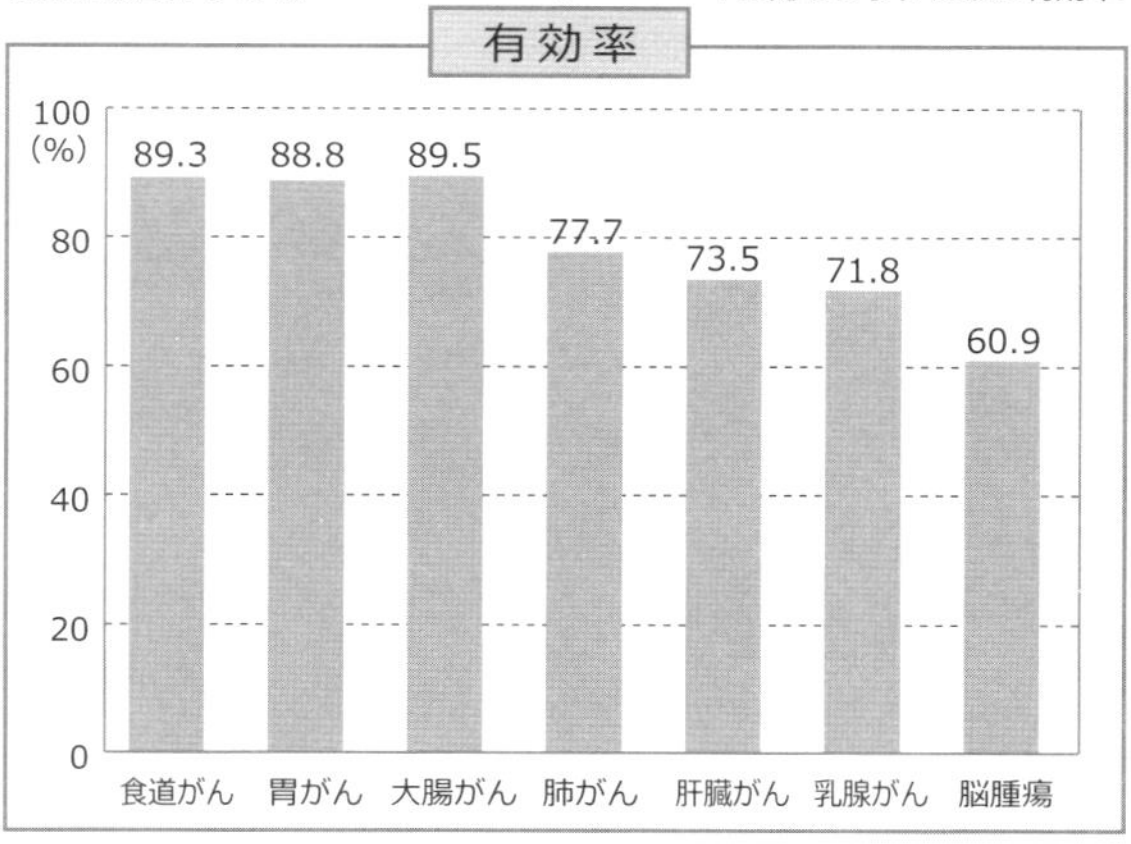

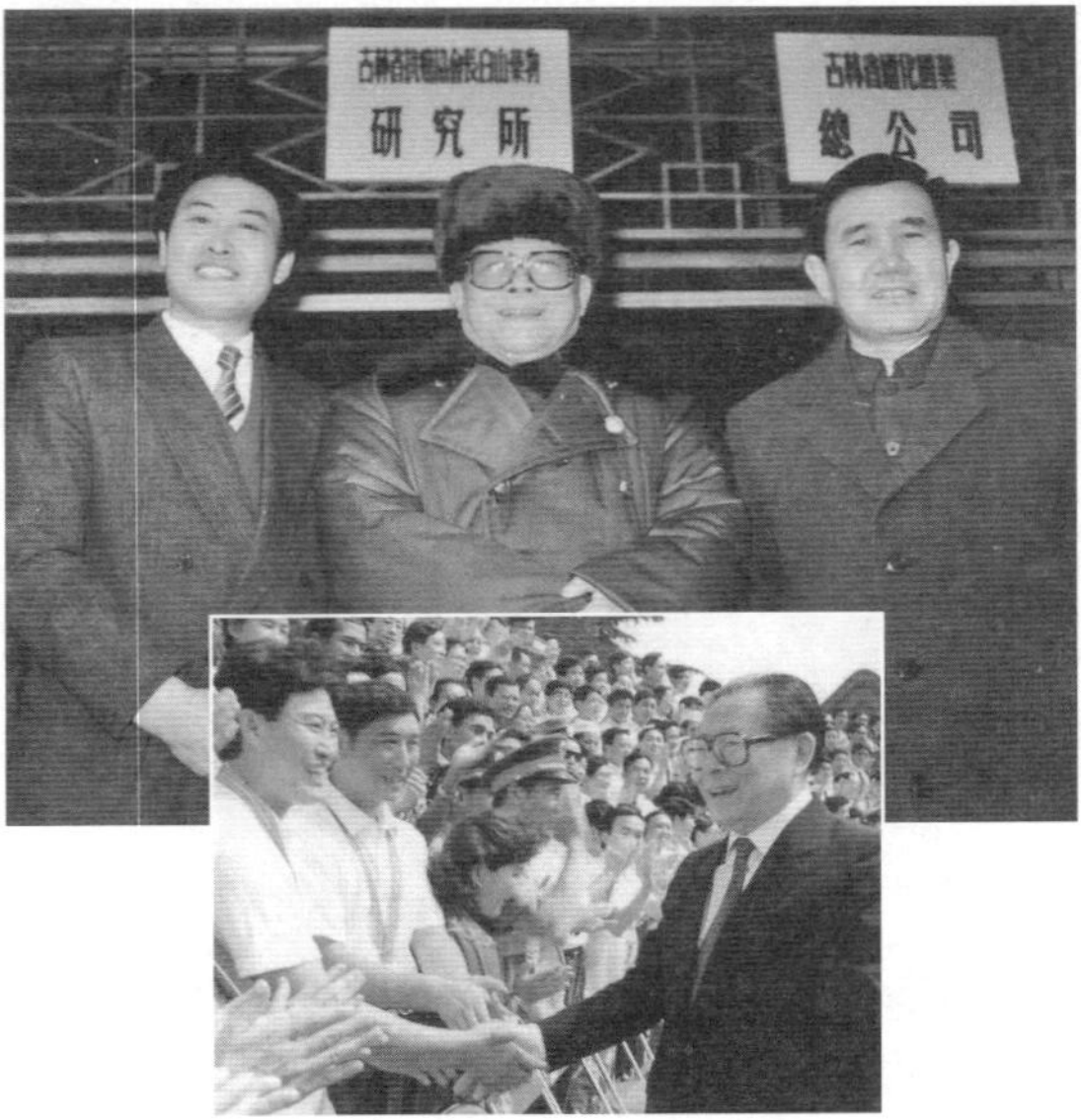

通化長白山薬物研究所を視察された当時の江沢民総書記（写真上）　十大傑出青年に選ばれ、江沢民国家主席から祝福されたときの著者（写真下）

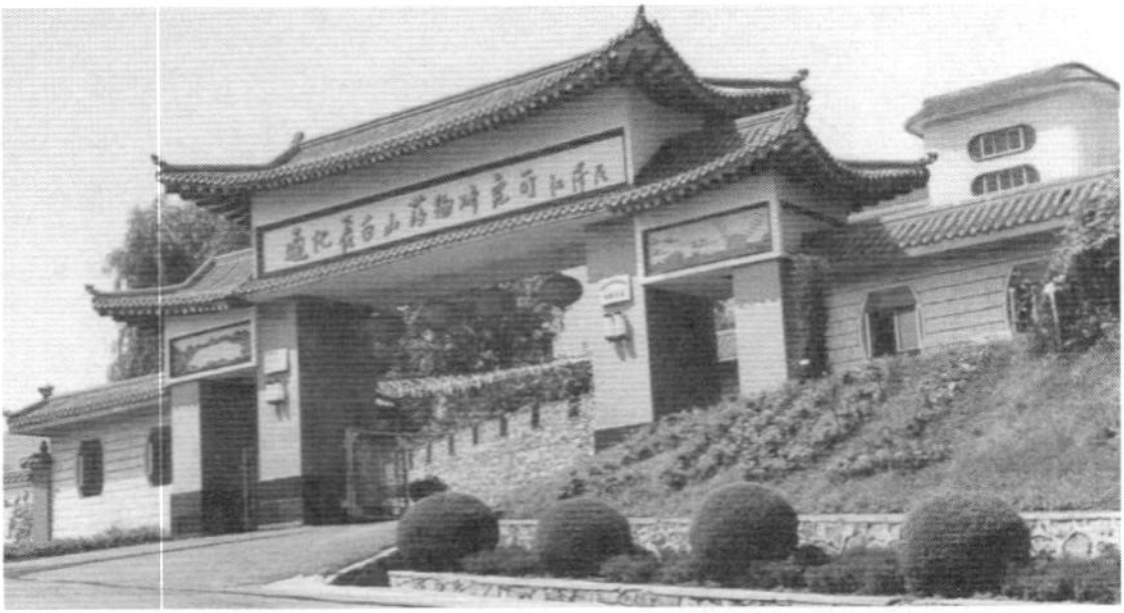

通化長白山薬物研究所の門に掲げている扁額は、江沢民国家主席自らの書によるもの

新しい製品として世界に供給されている「天仙液」となったのです。現在、「天仙液」は世界でこの一種類に統一されて、そのなかに天仙液強効型が含まれています。

アメリカ国立がん研究所の博士に認められた抗がん作用

話は前後しますが、天仙丸が政府重点技術発展計画に基づく国家的プロジェクトで臨床試験などが開始されて間もなくの一九八六年、北京で開催された「国際癌症検討会議」で私は、『抗がん漢方薬・天仙丸と抗がん作用について』をテーマに研究発表をする機会を得ました。この会議の席で、このプロジェクトの中心的なメンバーで、推進役の一人である天津医科大学の先生より、アメリカから出席された二人の研究者を紹介されました。

当時､天仙丸は中国の医師やがん患者さんの間で「がん治療に効果がある」と話題になっており、日本やアメリカ、オーストラリアなど外国の一部の医学者からも注目され始めていました。なかでも、このお二人の研究者が天仙丸を高く評価してくれていました。アメリカ在住の華僑で、北ノースカロライナＲＴＩ研究所の李豫傅《りしょうでん》博士と、もうお一人が、先に触れたアメリカ国立衛生研究所の研究機関の一つであるアメリカ国立がん研究所のロバート・シューメーカー博士です。

「われわれなりに天仙丸を研究したいので、これまでのデータを見せて欲しい」

とのことで、天仙丸一〇箱（一箱二七〇カプセル入り）と、これまでの試験データをすべて渡しました。がん研究の先進国であるアメリカ国立がん研究所の博士が検証をしてくれるとは、夢のような出来事でした。

その結果が出たと知らされたのは、二年ほど後に天仙丸が政府より「抗がん漢方薬」として認可された一九八八年のことでした。その当時、私は日本での講演会に招かれ、『抗癌治療薬「天仙丸」の末期癌に対する抑制作用』という研究発表を行い、その足でアメリカ国立がん研究所の招きで、漢方薬をテーマとした『天然生薬「天花粉《てんかふん》・威霊仙《いれいせん》」の抗癌作用の研究』という講演のためにアメリカに向かいました。

シューメーカー博士と李博士は、私の講演の後、臨床試験の結果を伝えてくれたのです。その臨床試験はマウスにがんを発生させ、天仙丸の主要成分を投与して、その効果を調べる試験から、試験管内で四八種のがん細胞に反応させる試験、毒性試験、免疫反応試験、

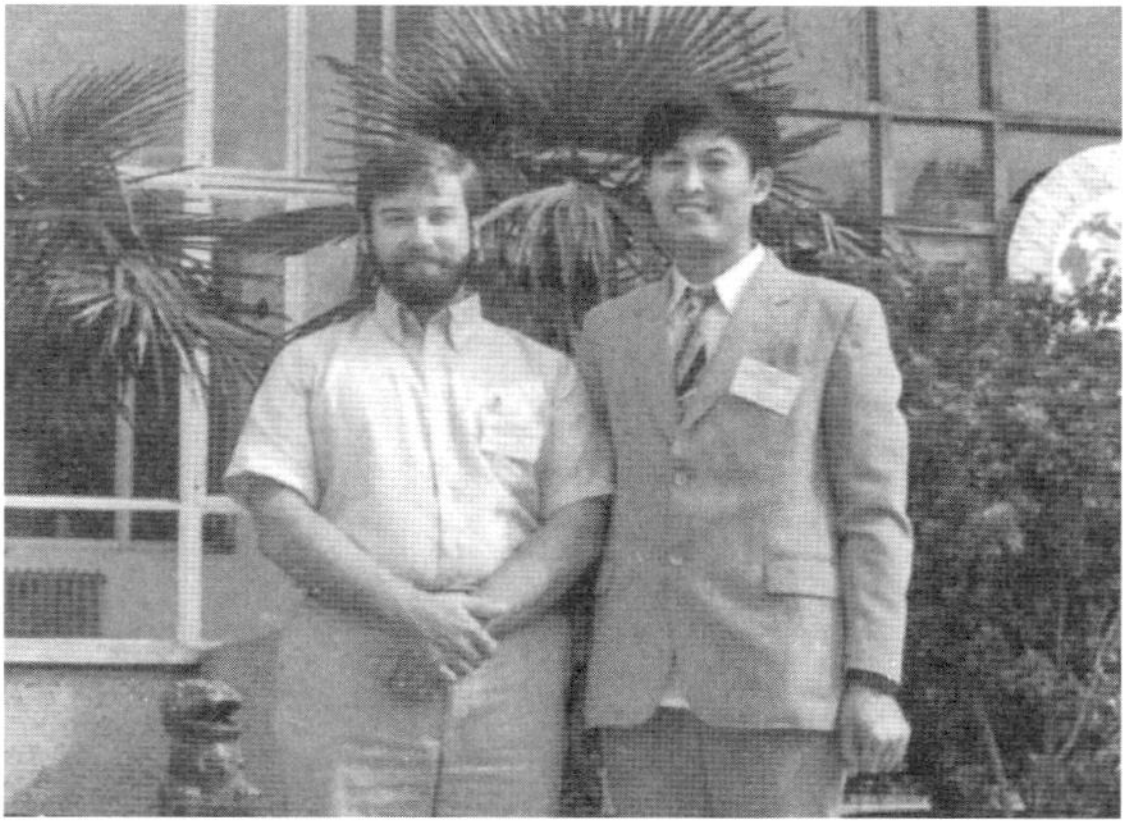
アメリカ国立がん研究所のロバート・シューメーカー博士と著者

主要成分の抗がん作用と効果の検討など、さまざまな面から行われていました。

結論から言いますと、シューメーカー博士の報告では、「一〇種類のがん、四八種類のがん細胞に対する有効率は八〇・四％」というデータが示されたのです。アメリカ国立がん研究所のシューメーカー博士による試験と、中国国内で行われた臨床試験の結果がきわめて近い数字であったことに、自信があったこととはいえ、胸をなでおろす気持ちでした。

この試験結果の報告書はとても専門的ですので、ここではその要点だけを整理して紹介しておきます。

①急性毒性はまったく認められない。

②白血球の増減、白血球中の免疫増殖に対して非常に有効である。
③ヘモグロビンの増加効果に有効である。
④他の免疫賦活《ふかつ》剤よりも免疫機能に対する効果は大きい。
⑤S180を筆頭とする各種のがん細胞に対して、高い抑制率と有効性が認められる。
⑥大腸がんに対しては四八・一%の抑制率と高い有効性を持つ。
⑦マウスに投与し、胃がん細胞を植え付けたところ、その防御に高い効果が認められた。
⑧進行中の肺がん細胞に対する転移抑制率は六四%と非常に高い。
⑨増殖期にある肝臓がんの抑制効果がある。
⑩放射線治療のみと、主要成分を併用した場合を比較したところ、併用した場合のほうががん細胞が縮小する。

この試験結果によって、新たな抗がん作用やメカニズムも解明されました。たとえば、天仙丸の生薬には、がん細胞の成長、増殖に必要なタンパク質合成を阻害、がん細胞のDNA合成に直接作用することによって増殖周期を狂わせ、死滅したがん細胞膜を自己溶解させてしまう成分が含まれていることが判明したのです。また、白血球を含む各種の免疫

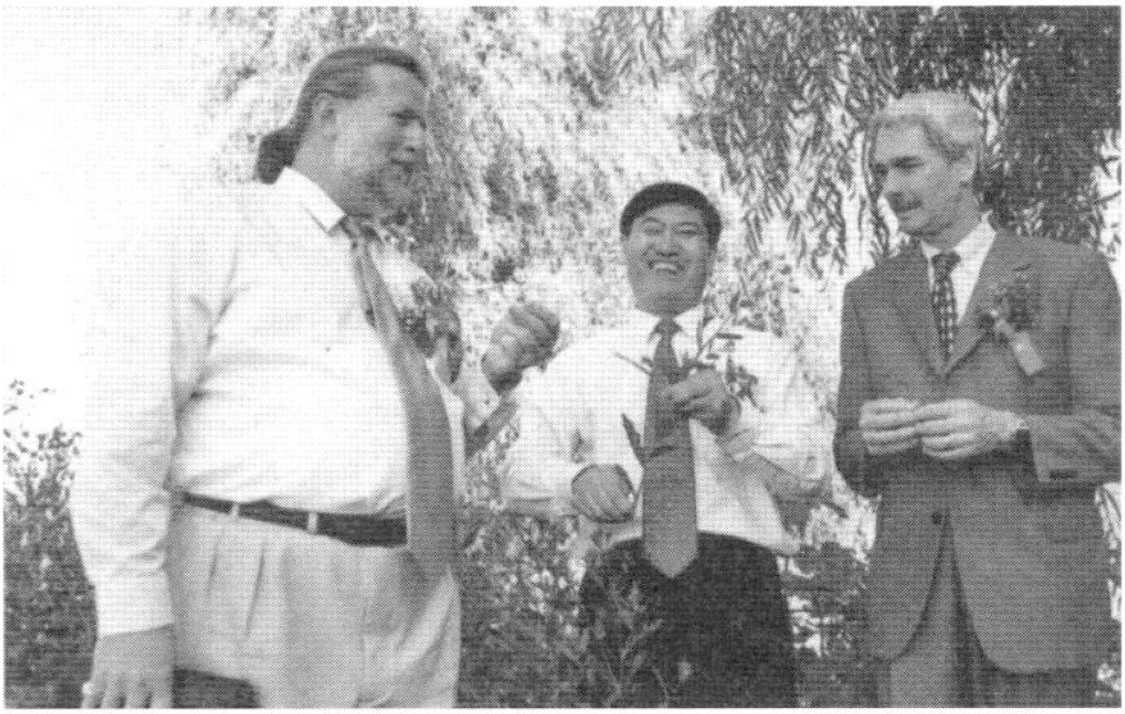

アメリカ癌コントロール協会会長のコウジノウ博士（写真右）と
オーストラリアから視察に来られたガレストーフ博士（写真左）

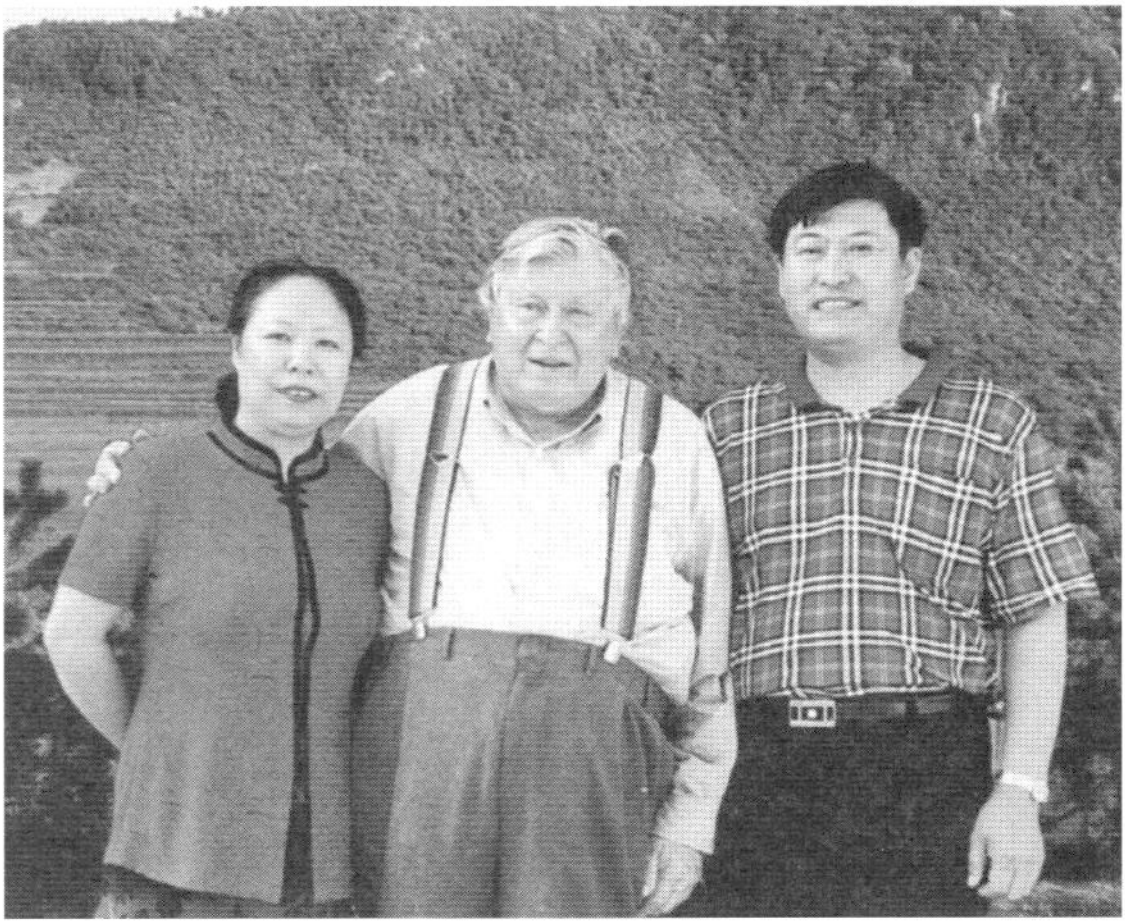

長白山薬物研究所を視察されたガイディサイカ博士と著者夫妻

力を強化することなども、試験結果の報告書には記されていました。

その後、液体化された「天仙液」の評価が高まるにつれ、長白山薬物研究所には国内外の多くの医師、研究者が視察に来られるようになりました。日本からは先の帯津良一先生、アメリカからはアメリカ癌コントロール協会会長のフランク・コウジノウ博士、ノーベル医学賞を受賞されたガイディサイカ博士、オーストラリアからはガレストーフ博士などが来られ、それだけ世界的に注目されたのだと感激しました。

漢方で果たして、がんを治せるのか!?

最近、私どもの『抗がん漢方薬「天仙液」によるがん治療作用と効果』に関する研究論文や講演録が、中国国内にとどまらず、海外でも多く取り上げられ、中国はもとより、日本、アメリカ、オーストラリア、カナダ、マレーシア、タイ、シンガポールなどで紹介されました。

また最近では、先ほど触れましたように、フランス、ポーランド、イギリスなどで研究発表の講演を行ったり、研究論文の掲載などが行われました。このように、各国の専門家や医学者の人たちや医学誌から評価されていることを、大変喜ばしく思っています。同じように嬉しいのは、世界各地で、「天仙液」を使用したがん患者さんからの感謝の手紙や報告です。そのたびに、私どものがん研究成果が世界に広がっているという喜びを実感しています。（第五章　感謝「世界各国から寄せられた感謝の声」で紹介）

同様に私のところには、がん治療に関する多くの疑問や質問も寄せられています。そのなかでも、最も多いのは「漢方は本当にがん治療に効果があるのか？」という質問です。それを一言で「がん治療に効果がある」と答えてしまうと、この一〇〇年余りの間、西洋医学でがん治療をされてきた医師や専門家の方からは、異論、反論がたくさん出ると思います。がん患者さんのなかにも、戸惑う人も多いことでしょう。

ですから、この大事な疑問について、漢方医学からのメッセージとして、私自身のこれまでの「がんと漢方」に関わった四〇年間にわたる経験に基づいて、お答えしたいと思います。

まず、お伝えしておきたいのが、私どもが研究開発してきた抗がん漢方薬の「天仙液」は、

「漢方医学に基づき、西洋医学の長所を取り入れて、医学的、科学的なテクノロジーを加えてつくられた漢方薬である」ということです。これが「漢方薬でがんが治せるか」に対する一つの答えでもあります。

なぜなら、私どもが独自に研究開発してきた抗がん漢方薬の天仙液は、医学的、科学的な根拠に基づくことを第一としているからです。そして、これまで中国はもとより、欧米や日本、台湾などアジアの医療機関、研究施設、大学病院などでも、多くの臨床試験や科学的な分析によって、高い評価が得られているからです。

つまり、これほど多くの臨床試験が行われ、はっきりしたデータを公表している抗がん漢方薬はないのではないかと自負しています。これは意義のあることだと思っています。そうでなければ、四半世紀以上も天仙液が「抗がん漢方薬」として世界的に使用されていませんし、とうの昔に世の中から消えていたでしょう。

そこで次に、抗がん漢方薬の「天仙液」に関して、これまで世界各国で実施された科学的な検証、臨床試験データの一部を簡単に紹介しておきたいと思います。

第三章　進化

進化を続ける「抗がん漢方」の検証と評価

世界各国で研究試験・臨床試験が実施され、
抗腫瘍作用で実証された結果

世界各地で実施された「抗がん漢方」の研究試験・臨床試験と結果報告

「天仙液」は、前身の天仙丸が一九八三年に完成して以来、現在まで基礎科学試験、臨床試験などが世界各地で数多く行われてきました。

そこで、ここではその一部を紹介しておきたいと思いますが、実施された基礎科学試験や臨床試験はとても専門的で、また報告されたデータも一般的には難しいものですので、簡単に、なるべく分かりやすく、その概要と試験結果を示しておきます。

なお、以下のアメリカ国立がん研究所の公式サイト及び、研究試験、臨床試験の詳細な研究報告書は、「天仙液」を共同で研究開発した世界総販売元でもある製薬会社の中日飛達聯合有限公司（本社・香港）の研究機関・香港国際抗癌研究センター監修による『複合漢方薬「天仙液」臨床試験・研究報告書』及び香港国際癌病康復協会監修による『天仙液　医学研究』として、日本語版が作成されています。

■アメリカ国立がん研究所の公式サイトにＴＨＬ-Ｐ［天仙液］の定義・効果が掲載

がん研究機関として世界的に権威のあるアメリカ国立がん研究所（ＮＣＩ）において、抗がん漢方薬ＴＨＬ-Ｐ［天仙液］が審査され、正式に薬局方コードが授与されて、同公式サイトに定義・効果が掲載されました。複合漢方薬としては初めてで、画期的なことだということです。

ＴＨＬ-Ｐ［天仙液］の定義及び効果の掲載内容

《ＴＨＬ-Ｐ「天仙液」とは抗酸化作用、免疫調節機能、腫瘍の活性化の抑制などの効果がある内服漢方薬である。ＴＨＬ-Ｐ「天仙液」には次の14種類の生薬が含まれている。

冬虫夏草、白花蛇舌草、青黛、猪苓、黄蓍、人参、龍葵、広霍香、白朮、天花粉、威霊仙、珍珠、女貞子、甘草。

内服漢方薬のＴＨＬ-Ｐ「天仙液」はナチュラルキラー（ＮＫ）細胞、細胞傷害性Ｔ細胞（ＣＴＬ）、マクロファージ、多核白血球を活性化しさらにインターロイキン（ＩＬｓ）

及びインターフェロン-ガンマ（IFN-γ）の分泌を促す。また、この薬は細胞分裂をG2／M期で停止させ、いくつかの重要な腫瘍形成経路も抑制する。》

NCI（National Cancer Institute アメリカ国立がん研究所）について

一、はじめに

NCI（アメリカ国立がん研究所）はNIH（National Institutes of Health アメリカ国立衛生研究所）に所属し、アメリカ国内で最も権威のあるがん研究及び研修機関である。

1971年修正法案によりNCIの責任と範囲が拡大され、抗癌戦略である国家癌プログラム（National Cancer Program）も計画された。

二、NCIの主な業務

1がんに関する検診、診断、治療及び予防なども含め、学者が基礎、臨床及びその関連研究プロジェクトを遂行することを勧め、また、その有効性を評価する。

2国内外大学及び病院など学術機関のがん研究を促進し、研究企画の進行に協力的に資金調達するよう財界と合意した。

※掲載内容はNCIより転載したもので、日本文は英文が基準となっている。

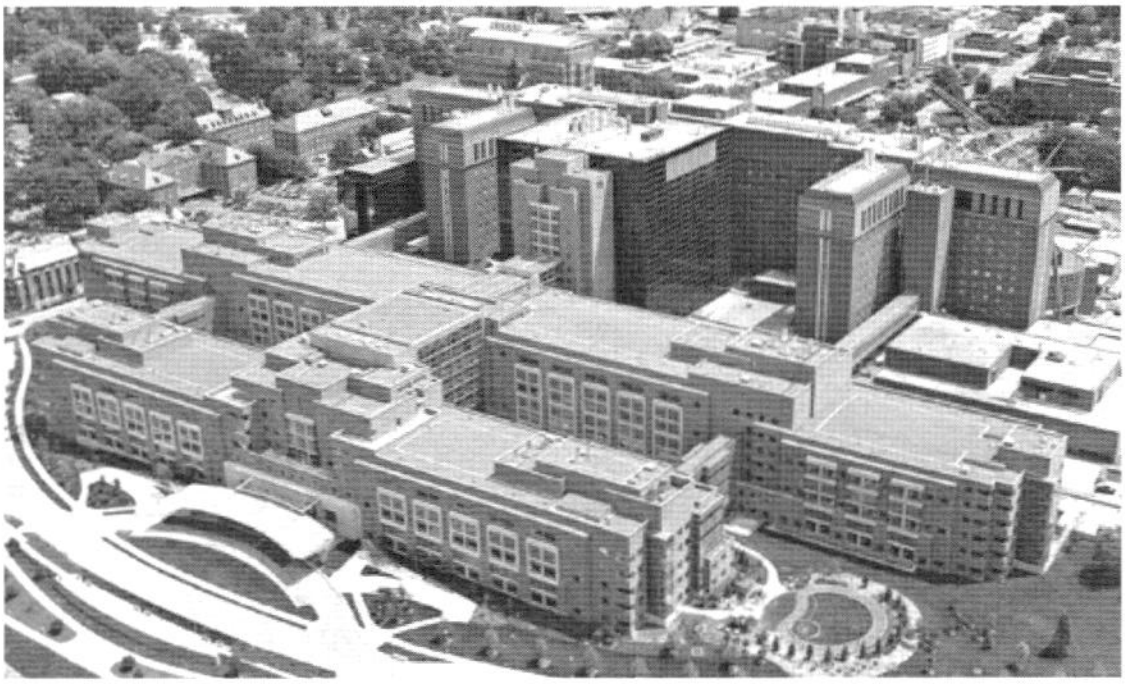

アメリカ国立衛生研究所に所属するアメリカ国立がん研究所

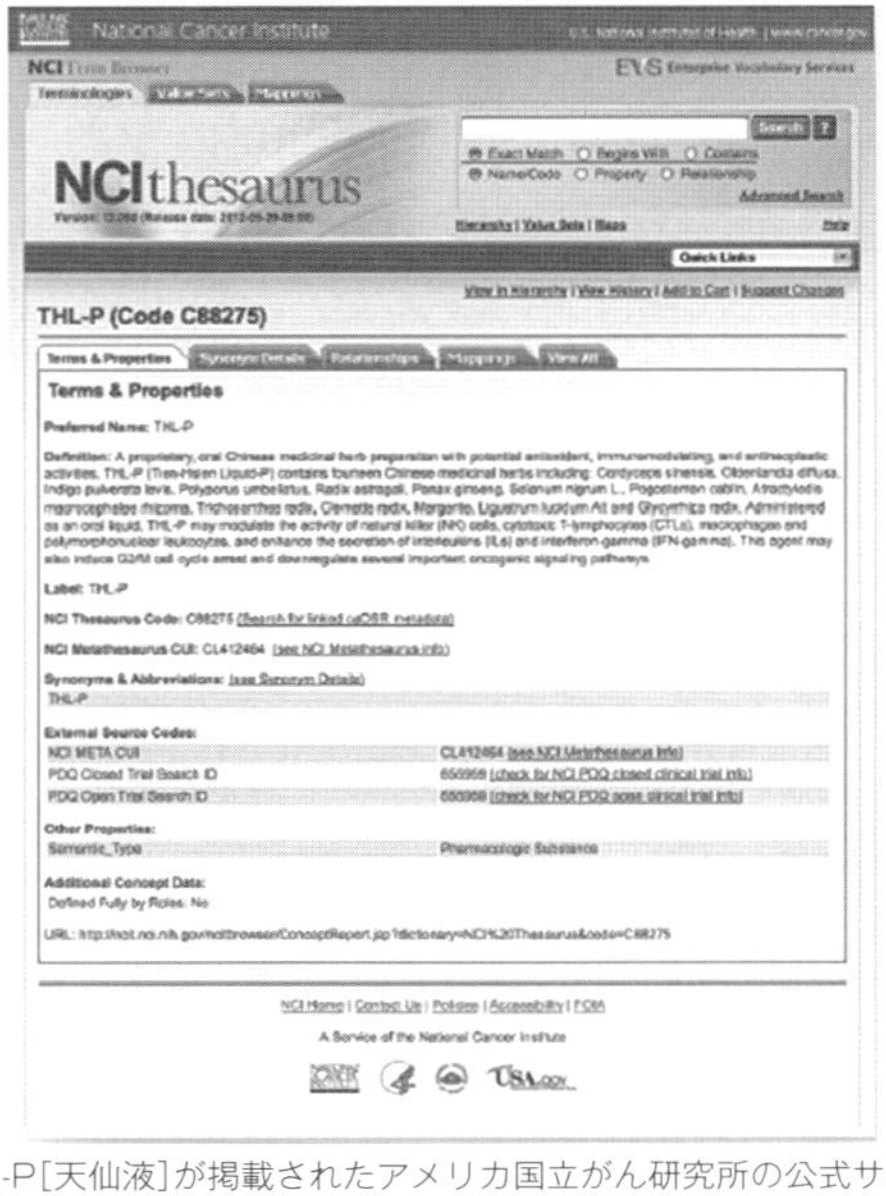

THL-P[天仙液]が掲載されたアメリカ国立がん研究所の公式サイト

■国立台湾大学医学院附属医院での「天仙液」による臨床試験の結果報告

国立台湾大学医学院附属医院において、抗がん漢方の天仙液（表記名：THL-P）による入院中の転移性乳がん患者の人たち四四名に対して、臨床試験が行われました（同大学は旧帝国大学の一つで、附属医院は日本の東京大学付属病院に相当するといわれています）。

この臨床試験は、生薬成分の抗がん作用を含む薬理作用の結果をベースとして、その生薬を配合、処方した抗がん漢方の天仙液の抗がん作用に関するエビデンス（科学的根拠）を検証するというものです。

この臨床試験の結果報告が、国立台湾大学公衛ビル講演ホールにおいて、財団法人乳癌予防・治療基金会主催で行われました。講演者として、共同研究者の一人である同大学附属医院外科主任医師で臨床准教授である郭文宏先生によって、「転移性乳がん治療の新しい考え方」をテーマに研究結果が報告されました。ここでは、その結果報告に基づいて、概要を紹介していきたいと思います。

臨床試験は、国立台湾大学医学院附属医院の研究倫理委員会の承認を受け、結論として「複合漢方薬によって転移性乳がんの患者のＱＯＬ改善が科学的に立証された」と報告されました。

なお、同大学で漢方薬による臨床試験は初めてということです。また、研究論文として世界各国の医学誌をはじめ、アメリカ国立衛生研究所の公式サイトに掲載されるという、漢方薬としては画期的な臨床試験となりました。

［試験課題］
ＴＨＬ-Ｐ天仙液（強効型）の転移性乳がんに対する安全性及び有効性に関する研究
［試験目的］
臨床試験による新薬の臨床研究
［試験機関］
国立台湾大学医学院附属医院
［研究者］

張金堅教授　元中華民国癌症医学会理事長、財団法人乳癌防治基金会取締役
郭文宏医師　国立台湾大学付属医院・乳房腫瘍外科主任医師
姚建安医師　台湾大学付属医院・家庭科主任医師
林枝輝薬剤師　漢方薬によるエイズ治療臨床試験に参加　アメリカＦＤＡ・ｐｈａｓｅⅢ
　心臓薬品開発者

［試験特徴］
　国立台湾大学附属医院の設立一二〇年近くの歴史の中で、初めてがん患者を対象とした漢方薬によるがん治療の臨床研究である。

［試験対象者の基準］
乳がん及び臨床で症状の悪化が確認され、以下の条件を満たした転移者。
Ａ：化学治療、放射線治療また外科手術を受けたが、効果は見られない。
Ｂ：これ以上標準治療（化学治療、放射線治療、外科手術）を受けたくない。
Ｃ：余命が最低四週間以上あると見られる。

［試験方法］

図表⑤　臨床試験による有効性の評価基準—QOL（生活の質）

	THL-P(n=28)	Placebo(n=11)	*P*-value
身体機能	13.33(3.33,26.67)	0(-13.33,13.33)	0.014
役割	0(0,41.67)	0(-16.67,0)	0.018
感情のコントコール	8.33(0,41.67)	0(-33.33,8.33)	0.024
認知性	16.67(0,16.67)	0(-33.33,0)	<0.001
社会性	0(0,33.33)	0(-33.33,33.33)	0.379
疲労	-22.22(-33.33,-11.11)	0(-11.11,22.22)	<0.005
吐き気や嘔吐	0(0,0)	0(0,16.67)	0.656
痛み	0(-25.00,16.67)	0(0,16.67)	0.124
呼吸困難	0(-33.33,0)	0(0,0)	0.528
不眠	0(0,16.67)	0(0,33.33)	0.569
食欲低下	0(0,0)	0(0,0)	0.633
便秘	0(-16.67,0)	0(0,0)	0.770
下痢	0(0,33.33)	0(0,33.33)	0.866
経済困難	0(0,0)	0(0,0)	0.747

図表⑥　臨床試験による有効性の評価基準—血液生化学検査

	THL-P(n=28)	Placebo(n=11)	*P*-value
身体状況	0(0,33.33	0(0,8.33)	0.346
性機能	0(0,0)	0(0,0)	0.591
性生活	0(0,0)	16.67(0,33.33)	0.582
将来への期待	16.67(0,33.33)	0(0,0)	0.102
副作用の低減	-4.76(-23.81,0)	4.76(-4.76,9.52)	0.010
乳房の状況	0(-16.67,8.33)	0(-8.33,0)	0.450
腕の状況	-5.56(-33.33,0)	0(-11.11,22.22)	0.346
抜け毛	-33.33(-33.33,0)	0(-16.67,0)	0.316
T細胞	6.0(1.0,9.5)	-2.5(-6.0,-1.0)	0.001
T細胞	0.0(-2.0,8.0)	-1.5(-4.0,1)	0.157
T細胞	-1.5(-3.0,1.5)	0.5(-2.0,2.0)	0.387
	0.20(-0.05,0.51)	-0.11(-0.19,0.00)	0.043
B細胞	3.0(0.0,7.5)	-2.0(-3.0,3.0)	0.021
N.K.細胞	8.0(3.0,11.0)	-4(-6.0,-3.0)	<0.001
	0.24±3.36	0.30±4.04	0.964

ＴＨＬ-Ｐ天仙液（強効型）を服用するグループとプラセボ（疑似薬）を服用する二つのグループに分けた。

試験方法は二重盲検法（実施している薬や治療法などの性質を、医師、観察者からも患者からも不明にして行う方法）が採用された。なお、グループの分け方は、くじ引きによるランダム方式で行われた。

［試験参加者の内訳］

合計四四名の内訳　治療組：三〇人　対照組：一四人

三九名が骨に転移、一九名が肝臓、一八名が肺、四名が脳に転移していた。

［有効性の評価基準］

1．ＱＯＬ（生活の質＝身体機能・症状・シングルスケール）図表⑤参照。

2．血液生化学検査（免疫機能変化）図表⑥参照。

3．腫瘍変化（大きさなど）。

［試験結果］

治療組三〇人

六六・七%の対象者が効果を実感でき、継続服用をしたいと希望した。

八〇%の対象者が効果を実感できた。

［臨床試験による有効性の評価基準］

臨床試験による有効性の評価基準は図⑤⑥の通りである。

※本試験に関するデータはアメリカ国立衛生研究所（ＮＩＨ）の公式サイトに掲載された。

※本試験に関するデータはイギリス補完代替療法学会誌および公式サイトに掲載された。

■日本・新薬開発研究所中央研究所による「天仙液」の抗腫瘍作用の試験

医薬品の検査機関として権威のある新薬開発研究所中央研究所（北海道・恵庭市）において、マウスによる天仙液の抗腫瘍作用に関する試験が行われました。その概要と結果は次の通りです。

［試験表題］

「天仙液の抗腫瘍効果に関する試験Ⅰ」二〇〇四年三月

「天仙液の抗腫瘍効果に関する試験Ⅱ」二〇〇四年七月

［試験方法］

試験用マウス（合計三二匹）に腫瘍を移植後、一四日後に次の二つの方法で経口投与し、投与終了の翌日に腫瘍を摘出して、その腫瘍湿重量（水分を含んだ状態の重量）を測定。

・対照群／水（注射用水）一六匹

・投与群／天仙液八匹

天仙液強効型八匹

［試験結果の概要］

対照群である水（注射用水）を与えたマウス（一六匹）と投与群（天仙液八匹　天仙液強効型八匹）を各々比較した結果、天仙液を投与したマウスのなかでの最大値は八九・四％、天仙液強効型では九四・一％という高い腫瘍抑制率を示しました。また、各々の平均値では、天仙液六二％、天仙液強効型八四％という腫瘍抑制率を示し、高い抗がん

図表⑦　新薬開発研究所による「天仙液」抗腫瘍作用の試験

天仙液を投与
腫瘍湿重量の最大値と最小値の比較

動物番号	対照（注射用水） 0.2mg/匹/day	動物番号	天仙液 0.2mg/匹/day
1	1,243	9	406
2	1,091	10	186
3	1,541	11	871
4	1,030	12	451
5	1,376	13	178
6	1,209	14	849
7	1,114	15	569
8	1,066	16	163
平均値	1,209	平均値	459（62.0）

天仙液強効型を投与
腫瘍湿重量の最大値と最小値の比較

動物番号	対照（注射用水） 0.2mg/匹/day	動物番号	天仙液強効型 0.2mg/匹/day
1	1,756	9	209
2	1,311	10	210
3	1,534	11	210
4	1,526	12	223
5	1,540	13	315
6	1,341	14	141
7	2,331	15	547
8	1,102	16	136
平均値	1,555	平均値	249（84.0）

※ 腫瘍湿重量（mg）

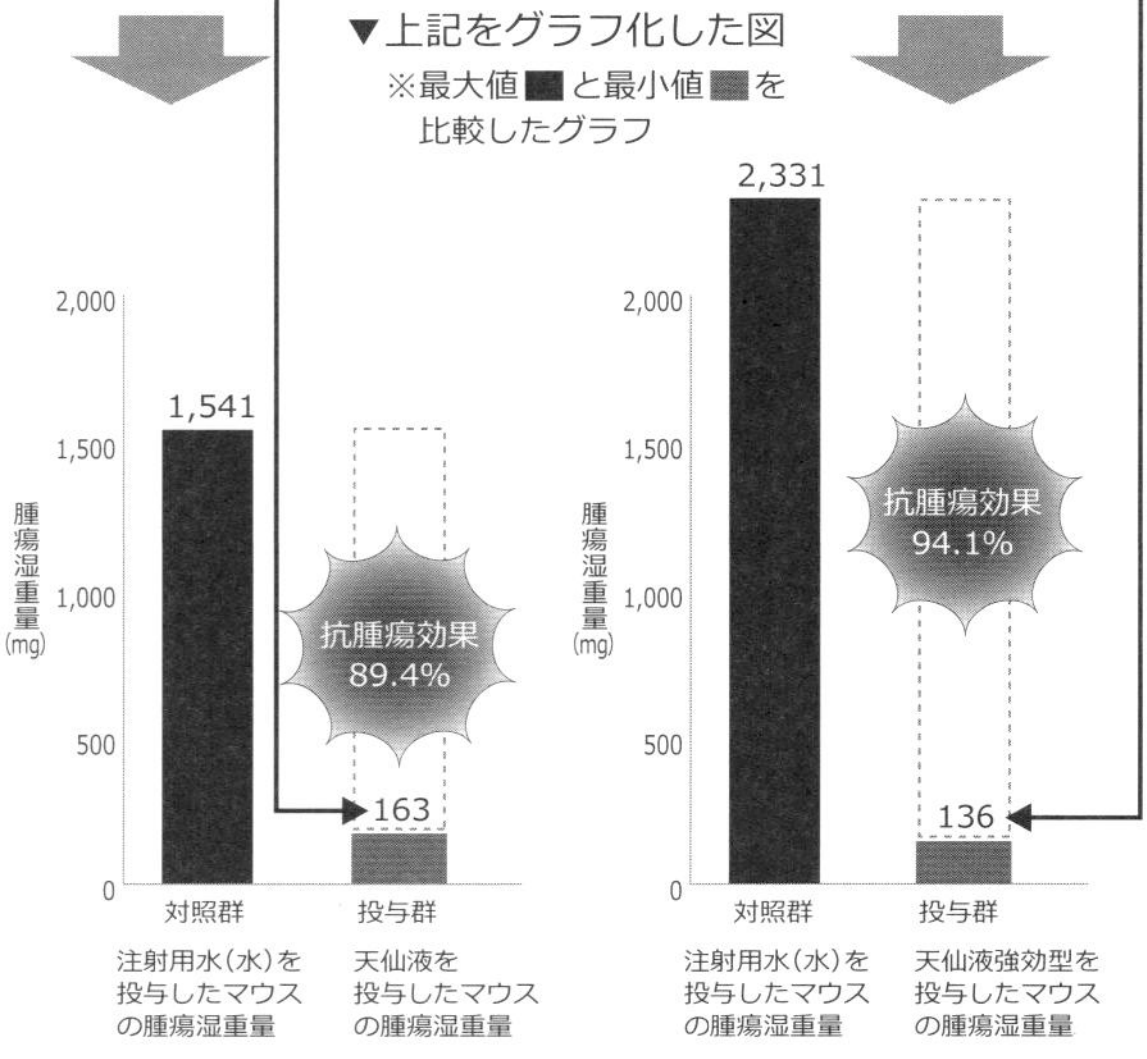

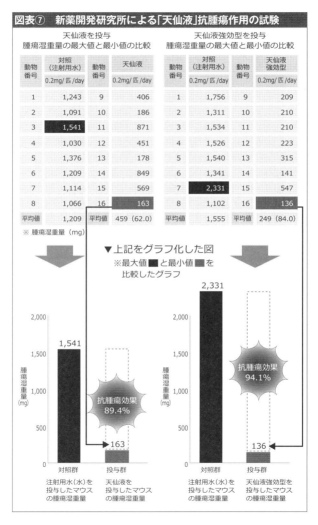

作用が実証されました（図表⑦参照）。

なお、天仙液の抗腫瘍効果を、対照群と投与群とを比較したのが、マウスから抽出した腫瘍（がん細胞）の一例を示した一一五頁の写真です。

また、対照群のマウスと投与群のマウスの体重を比較したところ、体重はほぼ同時に推移（体重増加）したことが認められたことから、投与群のマウスに一般的な抗腫瘍薬（抗がん剤）に見られるような副作用はなかったと推測されました。

■アメリカ財団法人BRI研究所・台湾FRC生物医学研究センターによる「天仙液強効型」の研究試験――移植性S一八〇肉腫と肝臓がんの抑制作用――

アメリカBRI財団研究所所長のR・W・ブラッドフォード博士は、台北市のFRC生物医学研究所とブラッドフォード医療センターの所長と名誉院長を務めています。同施設では、西洋医学を履修した台湾人医師によって、がん治療や慢性病の研究、治療を行っており、その一つとして「天仙液強効型」による試験を、次の通り行いました。

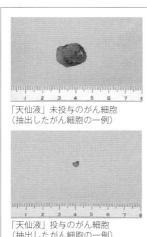

「天仙液」未投与のがん細胞
（抽出したがん細胞の一例）

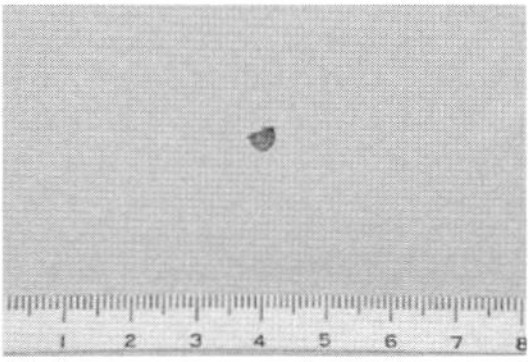

「天仙液」投与のがん細胞
（抽出したがん細胞の一例）

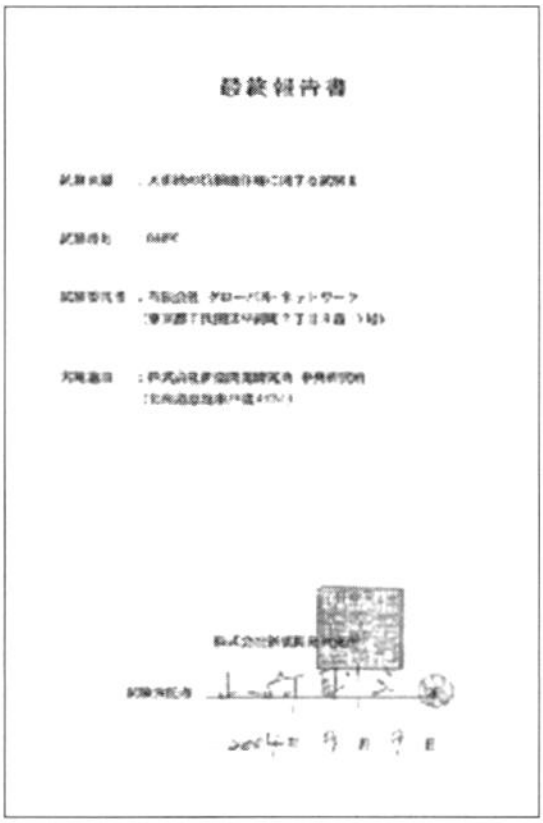

最終報告書

新薬開発研究所中央研究所の報告書

［試験表題］

「天仙液強効型の移植性Ｓ一八〇肉腫と肝臓がんの抑制作用に関する試験」

［試験方法］

試験用マウス各一〇匹（合計五〇匹）に移植性Ｓ一八〇肉腫を移植して、陰性比較群（薬剤無投与）、天仙液強効型の投与量を「高」「中」「低」の三パターンの投与群、抗がん剤投与群の五つのパターンに分けて、腫瘍抑制率を比較して観察しました。

［試験結果の概要］

天仙液強効型によるマウスの移植性Ｓ一八〇肉腫と肝臓がんの抑制作用に関する研究を行った結果、天仙液強効型に一定の抑

図表⑧　BRI・FRCによる「天仙液強効型」の試験

	薬剤量 (ml/kg.bw)	動物数 (n)	試験周期 (d)	平均腫瘍重量 (g) (X̄±SD)	腫瘍抑制率 (%)
陰性比較群	0	10	12	3.75±1.53	—
「高」投与量群	6.0	10	12	1.51±0.43****	59.73
「中」投与量群	3.0	10	12	1.78±0.58***	52.53
「低」投与量群	1.5	10	12	2.20±0.93**	41.33
抗がん剤投与群	25	10	12	1.96±1.00***	47.73

陰性比較群との統計学比較：*P>0.05　**P>0.05　***P>0.01　****P>0.001

制効果があることが分かりました。天仙液強効型の三パターンの投与量（高、中、低）によるS一八〇肉腫抑制率は、それぞれ五九・七三％、五二・五三％、四一・三三％で、抑制率はその投与量による依存性が確認されました（図表⑧参照）。

また、肝臓がんに対しても平均抑制率四七・八一％という抑制作用が見られました。腫瘍重量は薬剤非投与の比較群に比べ明らかに軽量であり、統計学処理によって顕著な差異が示されました。以上の結果から、天仙液強効型はS一八〇肉腫と肝臓がんに対し腫瘍増殖抑制効果が確認され、免疫機能の調節、増強作用が明らかになりました。

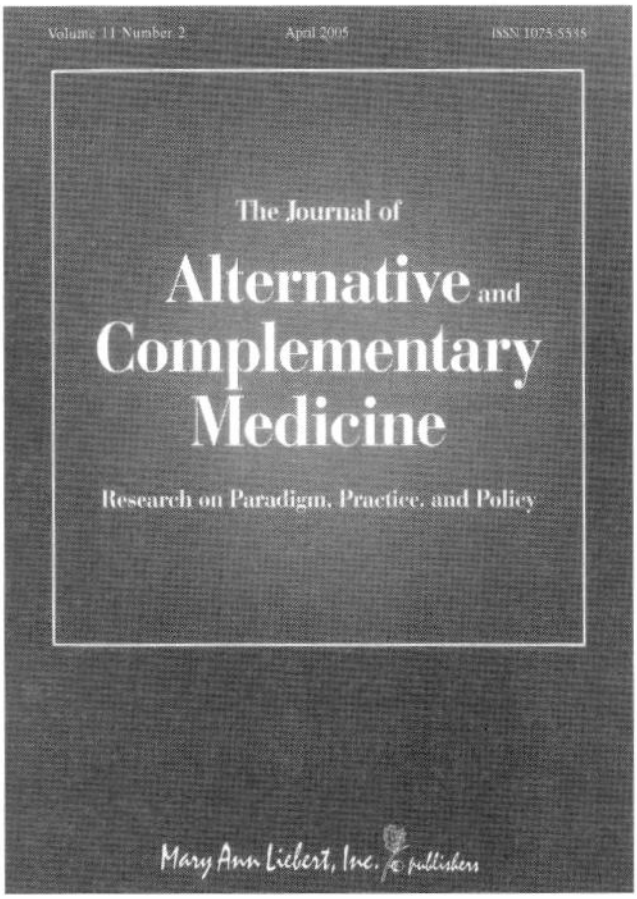

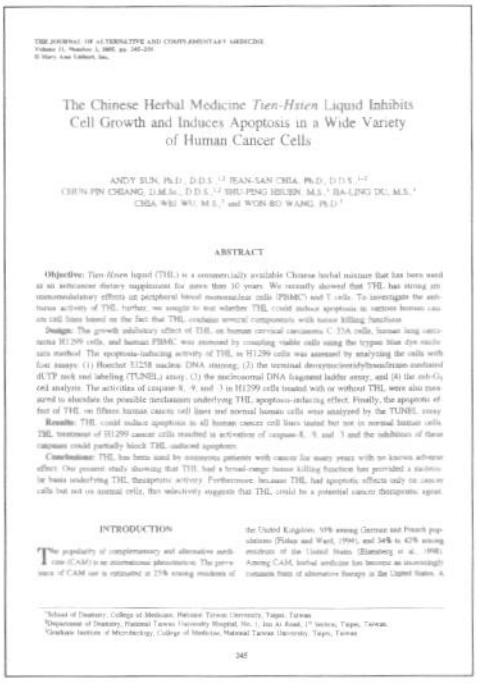

The Chinese Herbal Medicine *Tien-Hsien* Liquid Inhibits Cell Growth and Induces Apoptosis in a Wide Variety of Human Cancer Cells

ABSTRACT

INTRODUCTION

アメリカの医学誌『ACM』に掲載された研究論文の表紙と内容の一部

■国立台湾大学医学院免疫学・孫安迪博士による「天仙液」の免疫作用と抗がん作用に関する試験及び医学誌『ACM』での研究論文

免疫学の世界的な権威である国立台湾大学医学院の免疫学博士・孫安迪《そんあんでい》博士は、人参、霊芝《れいし》、牛黄《ごおう》、大蒜《たいそう》など、漢方生薬の免疫整調作用に関する細胞分析の研究を長年、行ってきました。

その研究結果をもとに、天仙液の免疫作用と抗がん作用に関して、孫博士と研究チームが五年間にわたり試験を行い、その試験結果を二〇〇四年九月に東京で開催された『これからのがん治療と統合医療に関する国際セミナー』で発表したのをはじめ、世界各地で講演を行い、注目を集めました。

なお、前にも触れましたように、孫博士の研究チームによって行われた天仙液の生薬成分と抗がん作用について研究、分析した実証的な論文は、二〇〇五年四月にアメリカの権威ある医学誌『ACM』(The Journal of Alternative and Complementary Medicine=Vol.11 No.2 April 2005) に掲載され、世界的に注目されました。同論文は全一四ページにわたり、「天仙液」の生薬成分と作用の分析が科学的、客観的に検証されていますが、同医学誌に漢方薬に関連した研究論文が掲載されたことは、実に画期的なことです。

[研究表題]

「複合漢方薬・天仙液における免疫及び抗がん作用」

[測定・分析方法]

・比較測定材料　天仙液　健康食品　抗がん剤

※天仙液　　漢方薬を配合した複合漢方薬

※健康食品　複数のキノコの菌子体から抽出された機能性食品の一種
※抗がん剤　キノコ系植物性多糖類より製造された免疫治療薬の一種

・測定・分析方法
①リンパ細胞の増強反応
②サイトカインの刺激反応
③ナチュラルキラーの細胞活性化反応
④がん細胞に対する直接殺傷作用

［研究試験結果の概要］
測定・分析方法の①②の試験結果では、天仙液は健康食品、抗がん剤と比較すると、免疫作用が超えていることが確認されました。
③④の結果では、ヒトがん細胞の増殖を阻害し、アポトーシス（がん細胞の自滅死）を誘発することが実証されました。また、K・56（血液がん、白血病）、MT・2（T細胞株）、V937（リンパがん）、CT26／RTI（大腸がん）、一六種のがん細胞が消滅、縮小していることが確認されました。

以上の結果、天仙液には次のような作用、効果があると実証されました。

一、抗がん腫瘍活性化作用

二、免疫調整作用

三、がん細胞に対するアポトーシス（がん細胞の自滅死）作用

■中国中医研究所・天津医薬科学研究所・天津医科大学・中国医学院広安門病院など三〇の医療機関で「天仙液」に関する臨床試験

天仙液の前身である「天仙丸」が研究開発され、中国政府から初めて医薬品の抗がん漢方薬として認可されて、その後、製薬会社の中日飛達聯合有限公司と共同で研究開発をした「天仙液」が完成してからは二七年目となりました。この間、中国では中国中医研究所、天津医薬科学研究所、天津医科大学、中国医学院広安門病院をはじめとして、中国各地の大学病院、医療機関三〇カ所で臨床試験が行われました。その臨床試験は多種多様にわたっていますが、ここでは「副作用」と「末期がん」に対する抗がん作用の臨床試験を示して

おきたいと思います。

と言いますのも、西洋医療によるがん治療の問題点として、まず挙げられるのが、化学療法（抗がん剤）、放射線治療による「副作用」でしょう。それと再発や転移が発見された時点ですでに手遅れとなり、「末期がん」となると治療もできず、西洋医療では手の施しようがないと見放されてしまうことです。

医学の進歩とともに、西洋医療の三大療法である手術、放射線治療、化学療法（抗がん剤）は、がんの病状、症状によりますが、初期、中期のがんにはとても効果を発揮します。けれども、放射線治療、化学療法では、患者さんを苦しめる副作用の問題が避けられません。

なぜ副作用が生じるかといえば、化学療法の抗がん剤の多くは「劇薬」です。抗がん剤を調合する薬剤師や看護師などは、ゴーグルにフェイスガードをつけ、分厚い手袋をはめるといった完全防備をしているのです。それは薬剤の一部でも皮膚や身体についてしまったら、皮膚がただれたりしてしまうほどの劇薬も一部の薬剤にあるからです。抗がん剤は、それほど人間の身体にとって作用の強い薬なのです。

その薬を体内に何クールも、何回も投与していくわけですから、がん細胞と同時に正常細胞も破壊されて、白血球の減少や免疫力の低下により、さまざまな苦痛をともなう副作用が生じてしまうのです。その副作用で生きる気力、生きる力を失ってしまうケースも見られます。

放射線治療も同様です。放射能物質である放射線を微量とはいえ三〇回、四〇回と照射するわけですから、副作用が生じるのは当然です。その上、がん細胞が他の臓器に転移したり、再発した場合には、順番に同様な治療を行います。がんの病状、症状によっては、治療が一年、二年と続き、何倍もの放射能を浴びるわけですから、正常細胞も殺傷され、がん細胞を殺すと同時に、がん患者さんも亡くなってしまうケースも見られます。

また、末期がんに対しては西洋医療では治療の手だてがなく、見放されてしまうという西洋医療の壁というか、限界があるのが現状と言えましょう。

そこで、放射線治療、化学療法（抗がん剤）と「天仙液」とを併用した場合に、副作用に対してどのように作用するか、また末期がんにはどのように作用するかの臨床試験の結果を示しておきます。なお、この試験結果は、三〇の医療機関で行われた臨床試験の一部です。

図表⑨　天仙液による化学療法・放射線治療の副作用に対する作用

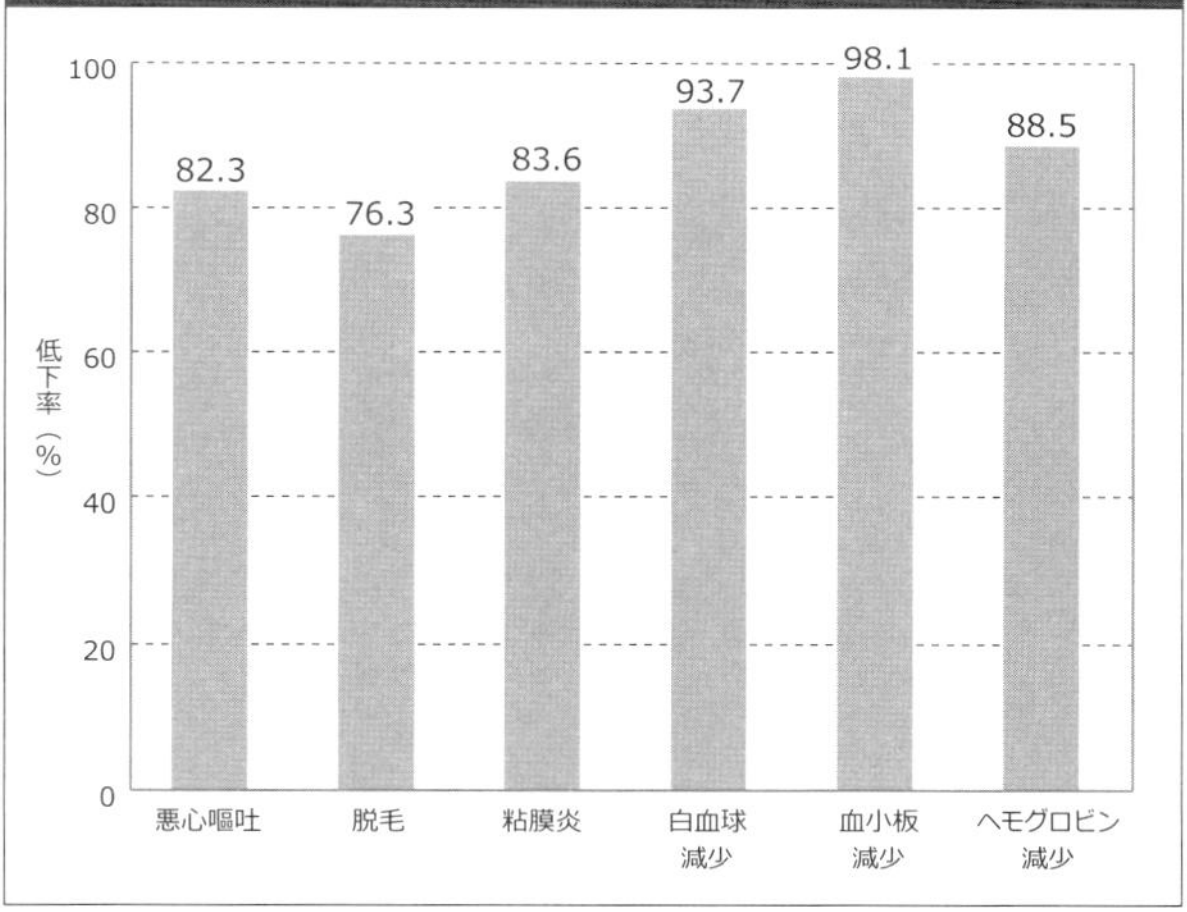

●化学療法・放射線治療を併用しているケースに「天仙液」を併用した場合の副作用に対する作用（図表⑨参照）

化学療法と放射線治療を同時に受けているケースは多くあります。この患者さんに天仙液を併用した臨床試験の結果は、図表⑦の通りです。

血小板の減少では九八・一％、白血球の減少では九三・七％、ヘモグロビンの減少では八八・五％と減少に対する高い抑制率を示しています。同時に悪心嘔吐や粘膜炎、脱毛といった副作用に対しても、高い軽減率を示しています。

血小板、白血球、ヘモグロビンの減少を軽減できれば免疫力は向上できて、副作用である悪心嘔吐や粘膜炎、脱毛も軽減できます。となれば、がん患者さんには肉体的にも精神的にも苦痛を和らげてくれます。

たとえば、食べ物を飲み下すときに大きな障害となる粘膜炎や嘔吐に苦しめられることがなければ、食欲は増進して、体力がつき、生きる力が湧いてきます。また、血小板、白血球、ヘモグロビンの減少を抑えることができれば、免疫力が向上してがんの進行を抑える方向につながっていくでしょう。さらに、患者さんのＱＯＬ（クオリティー・オブ・ライフ　生活の質）の向上につながるのです。

●末期食道がん・胃がんに対する「天仙液」併用による副作用の軽減作用（図表⑩参照）

末期がんの患者さんにとって耐えがたいのは、痛みです。このうずくような痛み、激しい痛みこそが、最も苦しむ症状といえましょう。痛みが続けば体力は消耗して衰弱を早め、肉体的にも精神的にも絶望感に陥り、希死念慮《きしねんりょ》が生じてしまいます。もちろん、末期がんでなくとも同様です。

図表⑩　天仙液の末期食道がん・胃がんに対する副作用の軽減作用

投与した患者 82人	嚥下困難	疼　痛	食欲不振
改善した	66.2％	59.6％	57.3％
落ち着いている	29.7％	37.9％	38.4％
ひどくなった	4.1％	2.5％	4.3％
有効率	95.9％	97.5％	95.7％

図表⑩は、末期食道がん、胃がんの患者さんに天仙液を使用した場合の副作用の軽減に関する臨床試験です。特に「痛み（疼痛《とうつう》）」に対しては「改善した」「落ち着いている」という人を合わせた「有効率」では、九七・五％と高い割合を示しています。

この痛みを抑える作用、効果というのは、がん細胞の増殖、転移、浸潤を抑えることで痛みがなくなるわけで、延命効果にもつながっていくのです。同じく嚥下《えんげ》困難（九五・九％）や食欲不振（九五・七％）を改善することは、食道がん、胃がんの人にとって大きな効果が得られます。

痛みがなくなり、食べることができるよう

になれば、無駄なエネルギーの消耗はなくなり、体力は向上して、免疫力が高まり、がんと闘う体力と生きる希望と勇気が湧いてくるでしょう。

●放射線治療・化学療法と「天仙液」との併用による治療効果と放射線治療・化学療法の単独治療との治療効果の比較（図表⑪参照）

一二七頁の図表⑪の見方は、「治癒」とは腫瘍が完全に消滅、「著しく効果あり」とは腫瘍五〇％以上消滅、「効果あり」は腫瘍が五〇％未満消滅したことを示しています。そして「緩和」とは「治癒」と「著しく効果あり」を合計、「有効」とは「治癒」「著しく効果あり」「効果あり」を合計した数字です。

放射線治療と天仙液を併用したケースと放射線単独治療のケースを比較したのが、図表⑪-Aです。放射線治療単独では「治癒」は三〇％でしたが、天仙液との併用治療によって六五％まで向上しました。

同じく化学療法と天仙液を併用したケースと化学療法単独のケースを比較したのが、図表⑪-Bです。化学療法単独では「治癒」は三・六％でしたが、天仙液との併用で

図表⑪　天仙液・放射線及び化学療法の併用治療による治療効果と放射線及び化学療法の単独治療による治療効果の比較

A　天仙液・放射線治療併用と放射線単独治療による治療効果の比較

群＼効果（※）	症例数	治　癒	著しい効果あり	効果あり	効果なし	緩　和	有　効
天仙液と併用治療	20人	13人 65%	6人 30%	1人 5%	0人 0%	19人 95%	20人 100%
放射線単独治療	20人	6人 30%	6人 30%	8人 40%	0人 0%	12人 60%	20人 100%

※「天仙液1350ml+全量のDT6000cgy−7500cyg照射」と「単独全量の6000cgy−7500cyg照射」との比較 s

B　天仙液・化学療法併用治療と化学療法単独による治療効果の比較

群＼効果（※）	症例数	治　癒	著しい効果あり	効果あり	効果なし	緩　和	有　効
天仙液と併用治療	48人	14人 29.2%	12人 25%	12人 25%	10人 20.8%	26人 54.2%	38人 79.2%
化学療法単独	56人	2人 3.6%	22人 39.3%	8人 14.3%	24人 42.9%	24人 42.9%	32人 57.1%

※「天仙液＋POD、PCD 2種の抗がん剤」と「単独POD、PCD2種の抗がん剤」との比較

※治癒：腫瘍が完全に消滅
※著しく効果あり：腫瘍が50%以上消滅
※効果あり：腫瘍が0〜50%未満消滅
※効果なし：腫瘍が進展、拡大

※緩和：治癒＋著しく効果あり
※有効：治癒＋著しく効果あり＋効果あり

二九・二%と高くなりました。また「治癒」「著しく効果あり」の合計である「緩和」では、化学療法単独の場合と比較して、天仙液との併用治療によって一一・三%も向上しており、さらに「有効」では二二・一%以上も上回っていました。

このように、天仙液は放射線治療、化学療法との併用治療をすることによっても、がん治療の結果として重要な「治癒」を含めた「緩和」で高い有効性を示しています。ここで重要なのは、「緩和」ということで、「がんの進行が止まった状態」ということを示しており、「治癒」への道が拓けたと言えるのです。

■すばるクリニック・伊丹仁朗院長の「天仙液」による臨床試験

がん治療に西洋医療だけではなく、免疫療法や漢方療法、代替療法などを取り入れた治療で注目されている「すばるクリニック」(岡山県倉敷市)の伊丹仁朗院長は、納得できるがん治療を受けられず、病院を転々とする「がん難民」の人たちの相談も受けています。すばるクリニックには、こうしたがん患者さんたちが年間、三〇〇人以上は訪れるといいます。

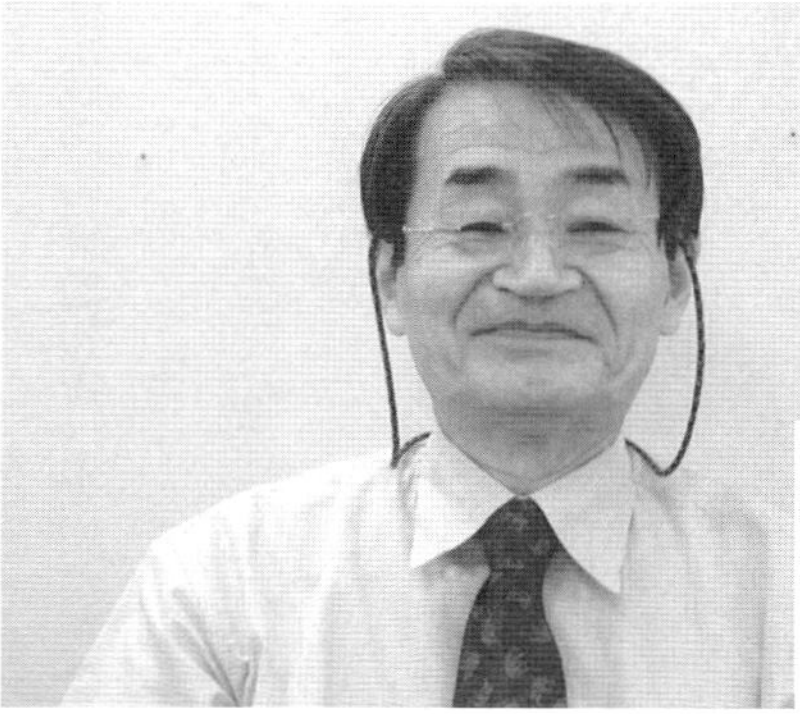

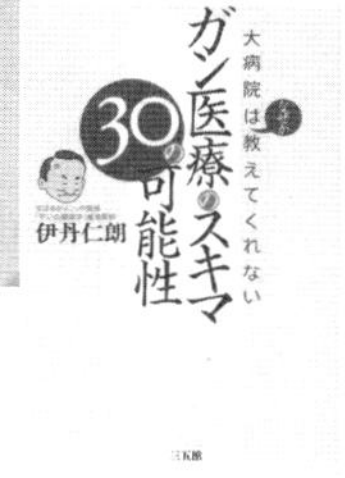

すばるクリニック院長の伊丹仁朗先生と
著書『ガン医療のスキマ30の可能性』

すばるクリニックの伊丹院長は、二〇一〇年五月四日にテレビ朝日で放映された番組『医療最前線　がんに負けない！』で、こうした「がん難民」の相談を受ける姿が紹介されました。この番組は、「最適ながん治療は必ずあるはず」ということをテーマとして、身体への負担が少ない手術法、がん治療法、がん再発防止など、各分野で活躍されている病院、医師が紹介されています。

また、『大病院は教えてくれない　ガン医療のスキマ30の可能性』（三五館刊）など、著書が多数あります。

そして伊丹院長は、二〇〇九年一〇月から、がんの患者さんたちに「天仙液」による治験

（臨床試験）を行っています。二〇一〇年五月一〇日に治験が終了した方の「天仙液による臨床試験の経過報告」をいただきましたので、その概要と評価を紹介させていただきます。

●I・Tさんの天仙液による臨床試験の経過最終報告

［対象患者］

I・T氏（四八歳）直腸がん手術（人工肛門造設）後、腹部リンパ節転移、再発

［天仙液投与経過］

開始日　二〇一〇年一月一九日〜二〇一〇年五月一〇日　天仙液強効型二〇ml、一日三回服用

［併用治療］

TS－1　一日一二〇ml（四投二休）

［経過］

自覚症状無く、PS－1の状態続きます。

※PS（パフォーマンス・ステータス）とは、がん患者さんの全身状態のことで、0から

４の五段階で評価します。ＰＳ－１の状態とは、軽度の症状で、歩行や軽労働などはできる状態のことです。

［画像］

二〇一〇年三月一〇日のＰＥＴ・ＣＴで左外腸骨リンパ節転移は一一月一七日に比し、やや縮小しました。しかし、ＦＤＧの集積（＋）のため活動性のがんと判定されます。

［血液］

白血球数は五〇〇〇台、赤血球数は三〇七万、ヘモグロビン一〇・二、血小板九・三万と貧血傾向（ＴＳ－１の副作用が考えられます）、クレアチニンは一・二五と薬剤性腎障害は横ばい、尿所見も同じです。

［治験の評価］

全身状態は良好（ＰＳ－０）。画像上もリンパ節転移が二センチまで縮小し、本年七月には根治手術が検討される段階までに改善しています。

［今後の観察］

臨床試験としての天仙液は五月一〇日で終了。以後、がん診療拠点病院などで経過観察中。

■X線検査、CT画像で証明された臨床例

それではここで、私どもの中国各地に四カ所にあるがん治療の総合病院の振国腫瘍病院（北京、上海、広東省・珠海、吉林省・通化）で、実際に「天仙液」を中心とした治療を行った臨床例の一部を紹介しておきましょう。これは、「天仙液」がどのようにがん細胞に作用するか、がんの患者さんにどのような作用、効果があったかをレントゲン写真やCT検査の画像によって示したものです。

●肺がん（朱玉蘭さん・四八歳・山東省）

肺がん患者の朱玉蘭さんの天仙液投与前と投与後のレントゲン写真を比較したものです。朱玉蘭さんのレントゲン写真には、左側に三センチ×四センチの腫瘍が発見されました。そして、天仙液を投与して一二カ月後の検査によるレントゲン写真では、腫瘍がほとんど消滅しました（**写真①**）。

●食道がん（丁淑英さん・六八歳・吉林省）

食道がん患者の丁淑英さんの天仙液投与前と投与後のレントゲン写真を比較したものです。丁淑英さんの場合は、腫瘍の大きさは一〇センチ大で嚥下困難の状態でした。けれども、天仙液を投与し始めてから三カ月後には、腫瘍が四センチにまで縮小していました（**写真②**）。

●肝臓がん（唐胎沈さん・五四歳・広東省）

大きな肝臓がんがあり、病巣が一三センチ×一三センチになってしまった患者さんです。通常、余命三カ月は越えないと言われています。何の治療も、何の手だてもないという状況で、私たちの珠海の病院で天仙液による半年にわたる治療で腫瘍は半分になり、一年経って、ＣＴ写真のように腫瘍は消失しました。右の肝臓に非常に大きな腫瘍があり、黒い部分が腫瘍の病巣です。肝臓がんは回復して、腫瘍は消失しており、この患者さんは、体重が二〇キロも増えました（**写真③**）。

●肺腺がん（劉安華さん・四九歳・黒龍江省）

肺腺がんの患者さんです。右肺に発生し、その後、リンパ節に転移し、両方の肺に水が溜まってきました。これは非常に転移しやすく、胸水が溜まると、普通、余命は長くはないと診断されますが、天仙液の大量投与後のCT画像を見ていただくと分かりますが、三年の治療を経て、転移の病巣の胸水は消え去ったのです。その後、八年間、今なお元気で生活しています（**写真④**）。

●食道がん（傘洪文さん・七三歳・黒龍江省）

食道の下部に一二センチの腫瘍が発見されたのですが、天仙液と天仙系列薬の天仙丸の投与後、CT検査の結果、腫瘍が消失していることが分かりました（**写真⑤**）。

●肺がん（林愛晶さん・五七歳・上海市）

肺がんからさらに転移した女性です。肺がん、乳腺がんというのは非常に骨への転移が多いわけです。この患者さんは、すでに肋骨や胸骨に転移していました。とくに頭蓋内に高圧危象が起こっていました。しかし、天仙液の療法の結果、半年後に肺はもちろん、脳の腫瘍もまったくなくなりました（**写真⑥**）。

●乳腺がん（李合玲さん・四〇歳・山東省）

乳腺がんの手術と抗がん剤治療を受けたのですが、両方の肺に転移、さらに縦隔リンパ

写真①　朱玉蘭さんのレントゲン写真

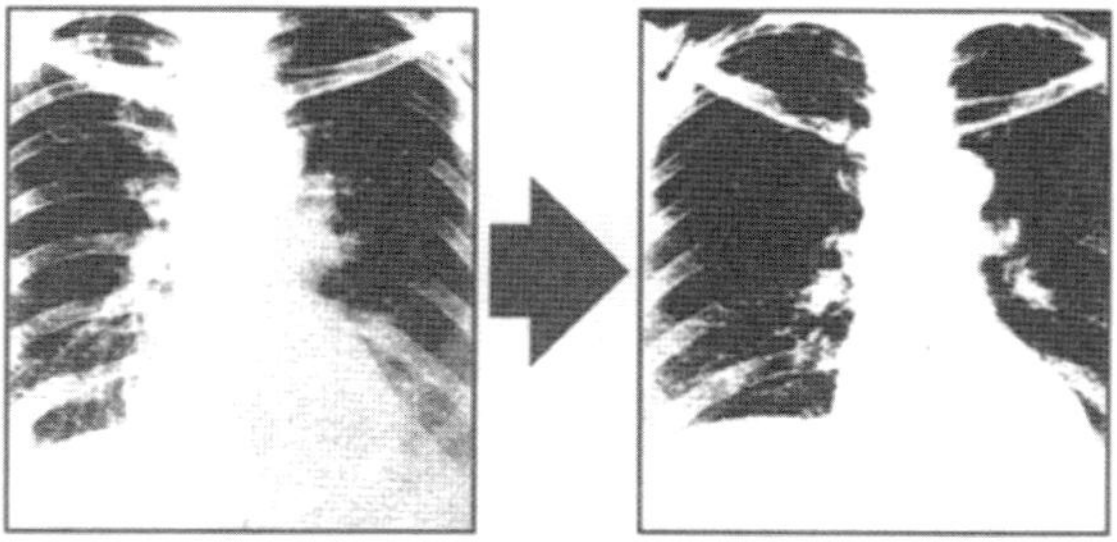

写真②　丁淑英さんのレントゲン写真

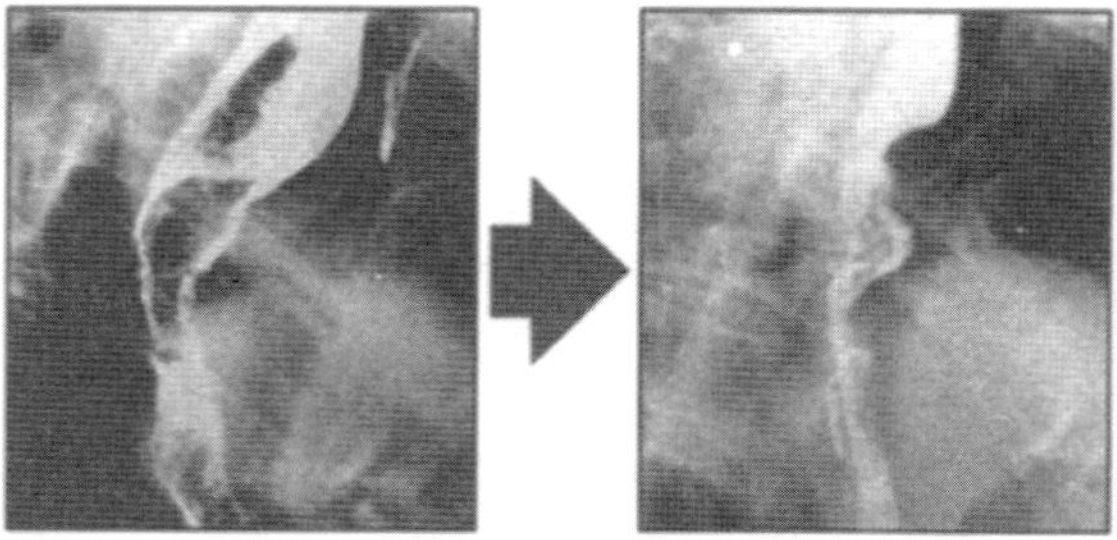

写真③
唐胎沈さんのＣＴ画像
（写真上／治療前
下／治療後）

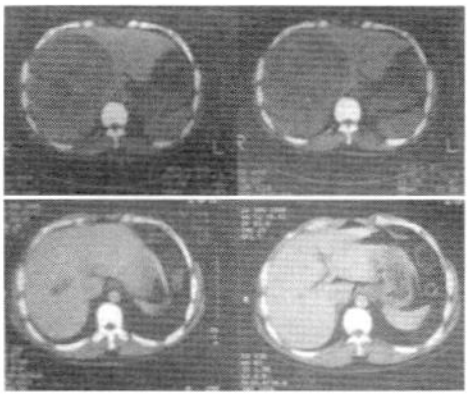

写真④
劉安華さんのＣＴ画像
（写真上／２つが治療前、下／治療後）　（写真上／２つが治療前、下／治療後）

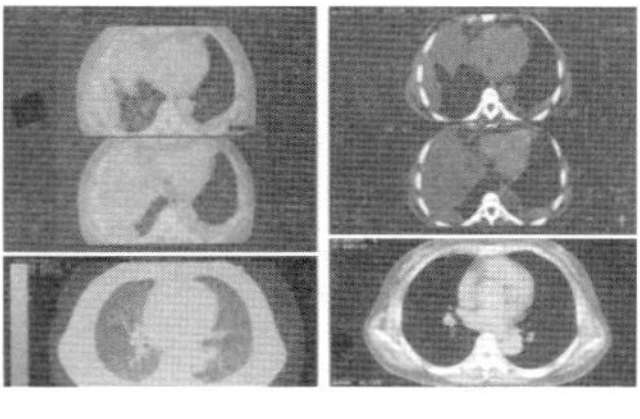

節へも転移しました。そのため、私どもの病院で天仙液の治療を行いました。その結果、CT検査でリンパ節の肥大はなくなり、転移した肺がんも明らかに縮小していることが分かりました（**写真⑦**）。

●リンパ腫（呉淑琴さん・四六歳・内モンゴル自治区）

腹膜の部分にリンパ腫瘍が見られ、腸のどこの部分まで来ているのかも判明できませんでした。この女性は当初、食べるものをみな吐いてしまうという状況でした。しかし、天仙液による治療を行った結果、腫瘍が消失し、腎臓や肝臓など他の臓器も良くなりました（**写真⑧**）。

世界各国で医薬品、漢方ダイエタリーサプリメントとして認可、世界的に高い評価

「天仙液」は、世界に供給されてから四半世紀となり、現在では二十数カ国に安定供給されており、その評価は世界的に年々高まっています。

中国国家衛生部から「天仙液」の前身である「天仙丸」が三〇年前に抗がん漢方薬の医

写真⑤　傘洪文さんのＣＴ画像（写真左／治療前　右／治療後）

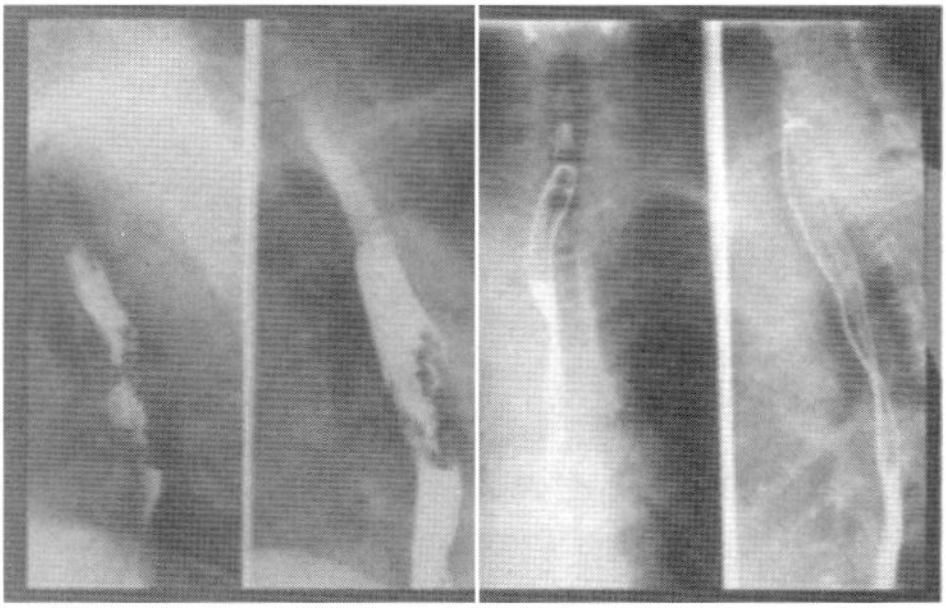

写真⑥　林愛晶さんのＣＴ画像（写真左／治療前　右／治療後）

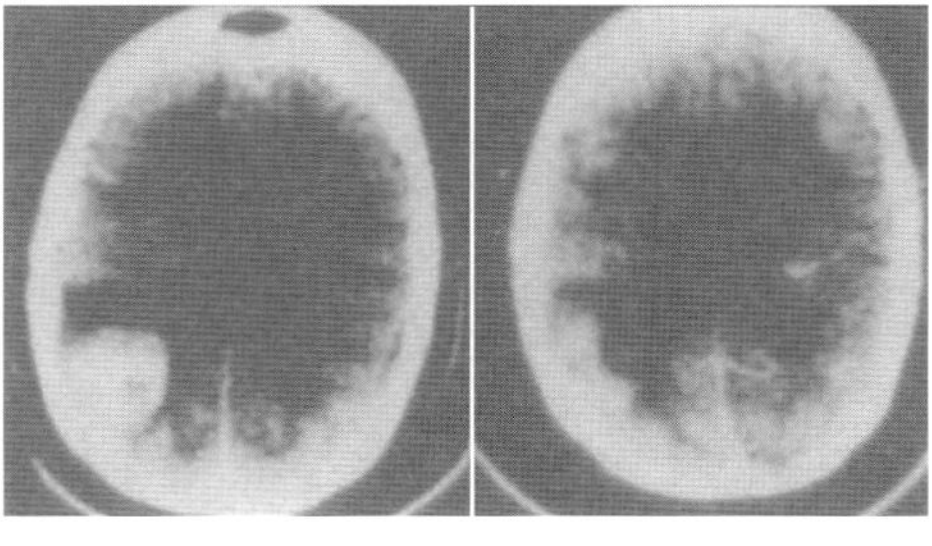

写真⑦
李合玲さんのＣＴ画像
（写真左／治療前　右／治療後）

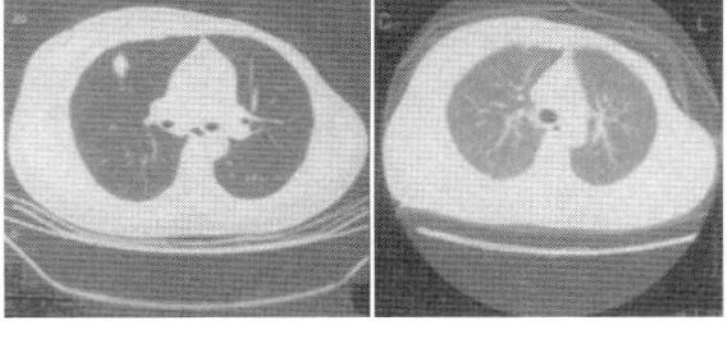

写真⑧
呉淑琴さんのＣＴ画像
（写真上／治療前　下／治療後）

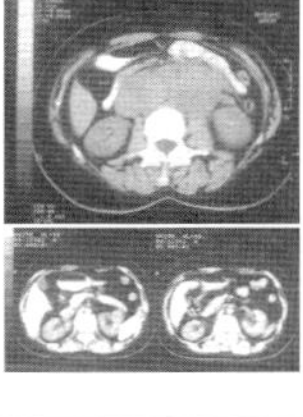

薬品として認可され、その後、三年間の研究開発を経て、液体化した「天仙液」が完成したのです。

「天仙液」はこの間、研究開発を続け、改良、進化してきました。がん治療先進国のアメリカでは、FDA（アメリカ食品医薬品局）から漢方ダイエタリーサプリメントとして認可を受け、オーストラリアではTGA（薬物管理局）から医薬品の認可を得ており、またタイでは厚生省食品医薬品局から医薬品として認可、シンガポールでも漢方薬の医薬品として認可され、香港では衛生、福利、食品局から漢方薬の医薬品として認可を受けるなど、世界各国で医薬品、ダイエタリーサプリメントとして、有効性が認められています（図表⑫参照）。

なお、「天仙液」は、一九九九年一二月にFDAより、漢方ダイエタリーサプリメントとして認可を受けておりますが、FDAとは、日本でいう「厚生労働省」に相当するところで、治験や許認可審査も行われています。アメリカでは、FDAの厳しい治験・審査承認体制により、多くの製品が厳重に審査されております。

また、「天仙液」の成分である配合生薬をもとに、香港の製薬工場で製品化されていま

図表⑫　各国で医薬品・サプリメントとして認可

アメリカ	FDA（U.S.Food and Drug Administration アメリカ食品医薬品局）から認可を受けたダイエタリーサプリメント（栄養補助食品）。「天仙1号」で商標登録。
オーストラリア	TGA（Therapeutic Goods Administration-薬物管理局）から認可を受けた医薬品。「天仙液」で商標登録。
香　港	衛生・福利・食品局から認可を受けた医薬品（漢方薬）。「天仙液」で商標登録。
タ　イ	厚生省食品医薬品局から認可を受けた医薬品。「天先液」で商標登録。（「仙」はタイでは王族だけが使用のため、「先」を使用）
台　湾	台湾衛生署から認可を受けた栄養補助食品。「天仙液」で商標登録。
シンガポール	シンガポール政府より漢方薬（医薬品）として認可。

す。その成分は、世界的に権威のある厳格な検査機関の香港SGS（スイスに本部を置く世界最大級の検査及び審査登録機関）によって、品質、毒性検査などの品質チェックがなされており、国際的に最高レベルの品質管理を行っています。その生薬成分を、香港の製薬会社・中日飛達聯合有限公司の最新工場で製品化されているのです。

さらに「天仙液」は、これまで世界各国から数多くの賞を受けています。一九八九年には、第三八回『ユーリカ世界発明博覧会』で「世界個人研究最高賞」を受け、ベルギー王国栄誉勲章、将軍勲章、騎士勲章も受けました。また、「北京国際博覧会金賞」を受賞したのをはじめ、「アメリカ抗がん薬大賞」、「アメリカ医学貢献大賞」、「中国十大科学技術英才賞」などを受けています。

「抗がん漢方」の主な生薬成分の薬理作用と抗がん作用

「天仙液」の生薬成分の多くは、前にも紹介しましたように〝薬草の宝庫〟として有名な長白山で採取された薬草が原料です。現在、長白山の薬草は、中国国家政府が厳重に管理しています。

けれども、自然に自生している薬草ですから、採取される量にも限りがあります。さらに中国国内での生薬の需要が多くなり、また、世界的な漢方薬ブームとあいまって、入手が困難な状態が続いています。その希少価値の高い貴重な薬草を確保して、生薬にして「天仙液」に配合、処方されているのです。

なお、「天仙液」に配合、処方されている主な生薬成分の各々の基原・薬理作用と抗がん作用をまとめたのが、一四五頁の図表⑬です。

■各国での認可証

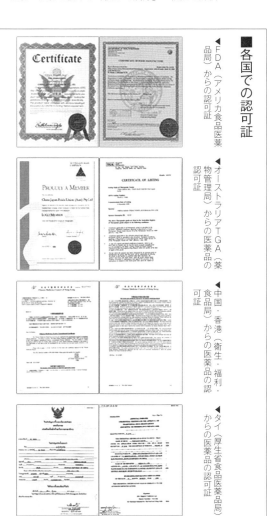

◀FDA（アメリカ食品医薬品局）からの認可証

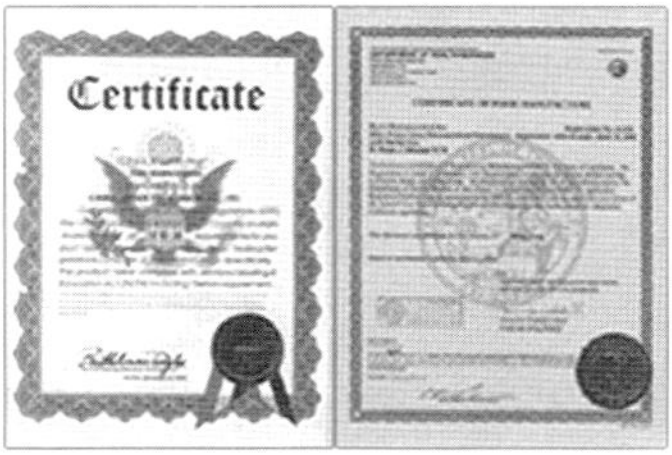

◀オーストラリアTGA（薬物管理局）からの医薬品の認可証

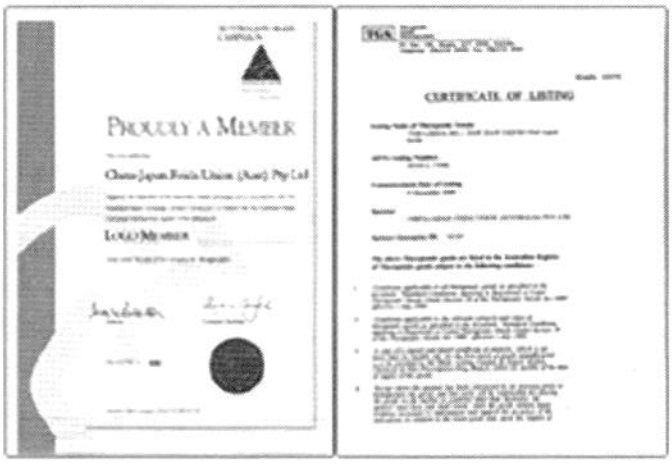

◀中国・香港（衛生・福利・食品局）からの医薬品の認可証

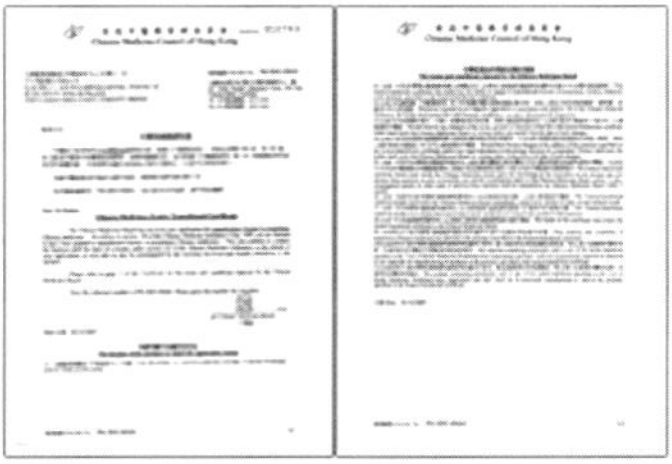

◀タイ（厚生省食品医薬品局）からの医薬品の認可証

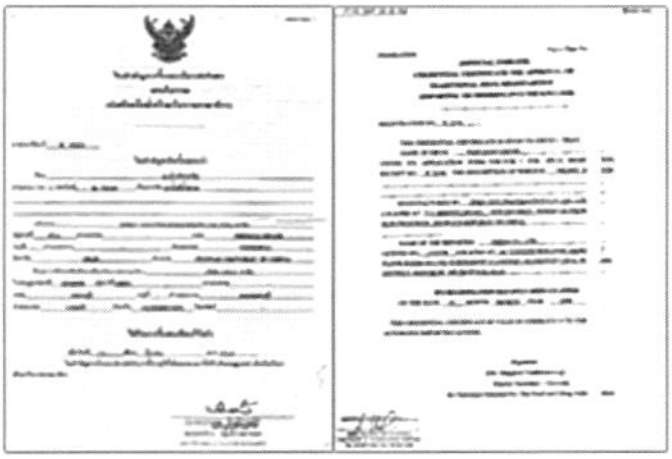

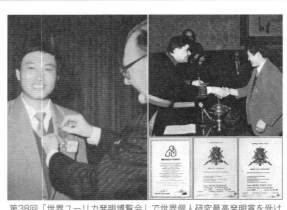

第38回「世界ユーリカ発明博覧会」で世界個人研究最高発明賞を受けた著者（写真左）。ベルギー王国栄誉勲章なども授与された（右）

■「天仙液」の主な生薬成分と抗がん作用

●冬虫夏草（とうちゅうかそう）

抗がん作用、免疫増強作用、抗菌作用

免疫力を高めるジオクシテアデノシンやセレン、ポリサッカロイドや、抗炎症、抗がん作用にある多糖体も含まれているため、固形がんや白血病などさまざまながんに対する効果が確認されています。

●霊芝（れいし）

抗がん作用、免疫増強作用、滋養強壮

βグルカンが免疫を活性化し、がん細胞や炎症・アレルギーなどを抑制します。体内でビタミンDに変わり、カルシウムの吸収を高めるエルゴステロールが新生血管の増殖を阻害します。

●人参（にんじん）

がんの予防、免疫増強作用、滋養強壮

エネルギー補充効果に優れています。長期間の服用でがんの発生率を下げ、がんの成長を抑制することが判明しています。また、人参多糖類には肝臓の保護作用、生体の免疫機能の向上と変異を防ぐ作用を強化し、がん細胞の成長を抑えます。

●黄蓍（おうぎ）

免疫増強作用、抗菌作用、利尿作用

免疫増強作用があり、生体の病原微生物に対する免疫力を高めることが実証されています。黄蓍に含まれる糖質は、細胞組織の持つウイルスに対するインターフェロンの誘発を促し、ウイルスやがんの成長を抑制する作用があります。

●天南星（てんなんしょう）

鎮痛作用、抗痙攣《けいれん》作用

サポニン、デンプン、アミノ酸などの成分を含み、去痰、鎮静などの薬理作用があり、鎮痛、去痰、除湿薬として応用されます。

●枸杞子（くこし）

血圧降下、肝障害抑制、滋養強壮

カロテノイド、ベタイン、リンレイ酸などの成分が含まれ、血圧降下、肝障害抑制などの薬理作用があり、滋養、強壮薬として応用されます。

●珍珠（ちんじゅ）

新陳代謝促進作用、精神安定

炭酸カルシウム、有機物及び各種微量元素が含まれています。フリーラジカルや酸化物質除去作用があります。

●白花蛇舌草（びゃっかじゃぜつそう）

抗がん作用、免疫増強作用

免疫過程における生体の防御機能を増強し、がん巣の湿潤《しつじゅん》と転移を困難にし、再発を抑制する作用があります。生体免疫力を著しく増強して白血球の貪食《どんしょく》機能を強めるなど液性免疫に対し増強作用があります。

図表⑬　「天仙液」の主な生薬成分の基原・薬理作用

主な成分	基原・薬理作用
冬虫夏草（とうちゅうかそう）	基原：バッカクキン科／冬虫夏草菌の子実体（子座）と寄生主の幼虫の乾燥物 薬理：抗菌、気管支拡張作用、鎮静作用、腸管・子宮の平滑筋に対する抑制作用、免疫増強作用
黄耆（おうぎ）	基原：マメ科／黄耆（キバナオウギ）の根から精製 薬理：血管拡張、血圧降下、免疫力増強、抗菌、利尿、排膿作用
霊芝（れいし）	基原：ヒダナシタケ目サルノコシカケ科／担子菌の一種で、その子実体 薬理：滋養強壮、抗腫瘍作用、免疫増強作用、血行障害の予防・血液循環の改善
人参（にんじん）	基原：ウコギ科／人参の根から精製 薬理：多種多様の身体機能改善作用
白朮（びゃくじゅつ）	基原：キク科／白朮（オオバナオケラ）の根茎から精製 薬理：抗菌、抗凝血、抗腫瘍、利尿、止汗作用
山薬（さんやく）	基原：ヤマノイモ科／ヤマノイモ、ナガイモなどの皮の乾燥物 薬理：滋養強壮・止瀉、止渇作用、去痰作用
珍珠（ちんじゅ）	基原：貝科／珍珠貝が形成する産物から精製 薬理：抗アレルギー、精神安定、新陳代謝促進作用
女貞子（にょていし）	基原：木犀（もくせい）科／女貞（にょてい）の果実から精製 薬理：血中脂質の低下、強壮、強心、利尿、鎮咳、免疫増強、抗菌作用
甘草（かんぞう）	基原：マメ科／甘草の根と茎から精製 薬理：鎮痛、鎮咳、抗消化性潰瘍、抗炎症作用
天花粉（てんかふん）	基原：ウリ科／括楼（トウカラスウリ）の塊根から精製 薬理：抗がん、抗菌作用
白花蛇舌草（びゃっかじゃぜつそう）	基原：センソウ科／植物白花蛇舌草の根から精製 薬理：免疫増強、抗がん、副腎皮質機能増進作用
青黛（ちんたい）	基原：爵床（しゃくそう）科／植物馬藺（まらん）葉の乾燥色素から精製 薬理：抗がん、大食細胞の貪食機能促進、抗菌作用
猪苓（ちょれい）	基原：多孔菌（サルノコシカケ）科／植物猪苓（チョレイマイタケ）の乾燥菌核から精製 薬理：免疫増強、抗がん、利尿、抗菌作用
我朮（がじゅつ）	基原：ショウガ科／ガジュツの根茎 薬理：健胃、鎮痛などに応用
枸杞子（くこし）	基原：茄（なす）科のクコ／またはナガバクコの果実 薬理：血圧降下、四塩化炭素誘発の肝障害抑制、副交感神経遮断
天南星（てんなんしょう）	基原：サトイモ科／輪切りにして乾燥したもの 薬理：去痰、鎮痛、抗痙攣
半枝蓮（はんしれん）	基原：シソ科／全草を乾燥したもの 薬理：急性顆粒型白血病細胞抑制作用

●白朮（びゃくじゅつ）

抗がん作用、抗菌作用、利尿作用

免疫機能を高めることによりがん細胞を殺傷する力を増強し、化学療法や放射線治療によって減少した白血球を増加させる作用があります。臨床では主に放射線と化学療法による副作用防止に用いられます。

●甘草（かんぞう）

抗がん作用（消化性）、鎮痛、抗炎症作用

主成分はグルチルリチン、カリウム、カルシウム塩、フラボン化合物などの成分が含まれています。抗炎症・抗アレルギー、ステロイド・ホルモン様作用があり、各生薬の作用を調和させるために用いることが多くあります。

●女貞子（にょていし）

免疫増強作用、強心作用、抗菌作用

リンパ球の増殖を促し、放射線治療及び抗がん剤治療による白血球減少を抑制する効果があります。

●**青黛**（ちんたい）

抗がん作用、抗菌作用

単核マクロファージの貪食機能及び体液性免疫機能を高めることができます。生体の免疫機能の向上によって、抗がん作用を発揮することができます。

●**天花粉**（てんかふん）

抗がん作用、抗菌作用

デンプン、サポニン、タンパク質及び各種のアミノ酸などの成分が含まれています。邪《じゃ》熱《ねつ》を排除し、気を補う作用があります。

●**山薬**（さんやく）

滋養強壮

コリン、サポニン、アルギニンなど特殊成分は、内臓機能を高め、精力を増強します。ビタミンB群はエネルギー代謝を高め、コリン、デンプンなどの各種アミノ酸は身体の細胞生成を促進する作用があります。

●**半枝蓮**（はんしれん）

急性顆粒型白血病、細胞抑制作用

フラボン類のスクテラレイン、スクテラリン、微量のアルカロイドの成分を含み、急性顆粒型白血病細胞抑制作用があり、解熱、解毒、鎮痛薬として応用されます。

●莪朮（がじゅつ）

鎮痛作用、健胃

クルゼレノン、セデロン、クルジオン、フラボン配精体などの成分が含まれ、健胃、鎮痛などに応用されます。同類生薬にウコンがあります。

●猪苓（ちょれい）

抗がん作用、免疫増強作用、抗菌作用

エルゴステロール、多糖類、粗タンパク、無機塩及びビタミンH（ビオチン）などの成分が含まれ、臨床の観察から、抗がん剤との併用により原発性胃がんの改善が見られ、食欲が増して、細胞性免疫機能を著しく向上させます。

第四章　成果

「抗がん漢方」が世界的に注目される理由

研究開発から四〇年、世界の「新しいがん治療」とともに歩んだ成果

欧州からも注目！　日米英などで研究成果、論文を発表

二〇一〇年六月、私はヨーロッパのフランス、ポーランドの病院からの招きを受け、病院の視察と医師との意見交換を行い、同時にこれまで私どもが研究開発をしてきた抗がん漢方薬の「天仙液《てんせんえき》」について発表を行いました。

同行者は、北京振国中西医結合腫瘍病院副院長の孫苓献《そんれいけん》先生と「天仙液」を共同で研究開発をした製薬会社で、世界製造販売元でもある中日飛達聯合《ちゅうにちひたつれんごう》有限公司（本社・香港）の陳海威《ちんかいい》総経理です。

ヨーロッパの病院におけるがん治療の現場から統合医療、代替療法、漢方療法などについて視察して、現地の医師たちと意見交換をさせてもらいました。私は『がん治療における中西医結合医療の現状と展望――抗がん漢方薬「天仙液」についての考察』といったテーマで話をしました。医師の方々は、がん治療に西洋で発達した西洋医療と、三〇〇〇年の歴史を持つ中国（漢方）医療の長所を取り入れた「中西医結合医療」に深い関心を

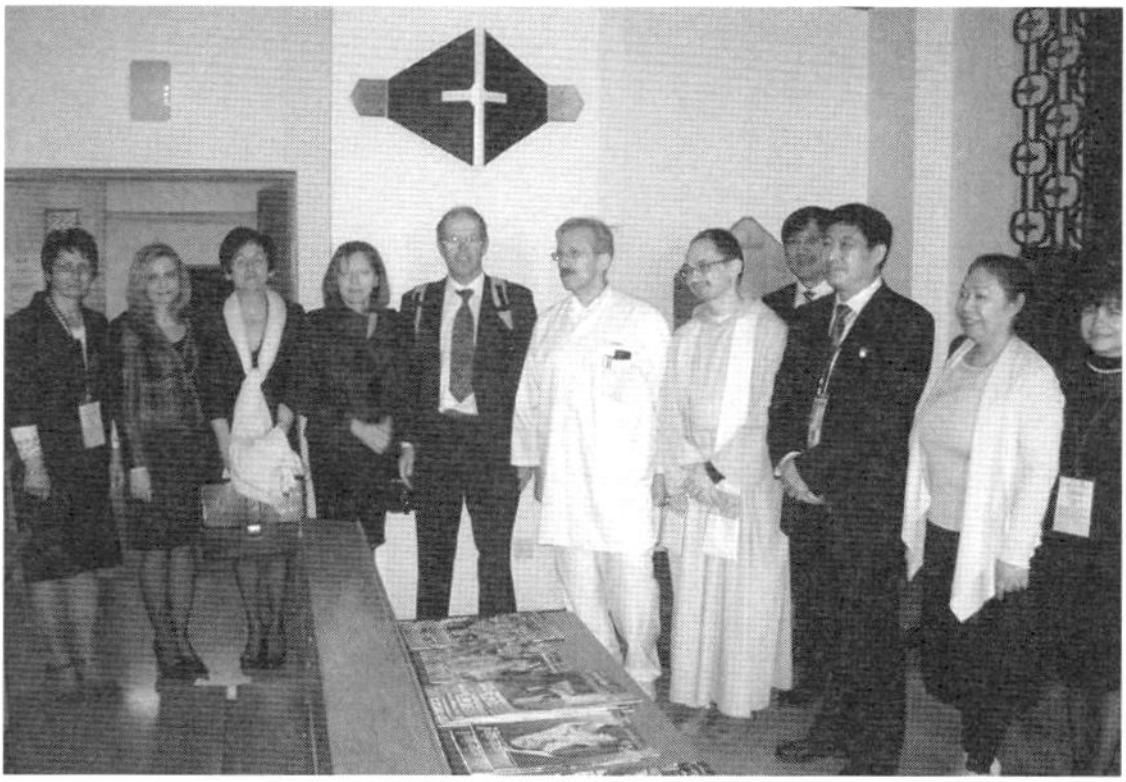

ポーランドの聖十字がんセンターを一行で視察

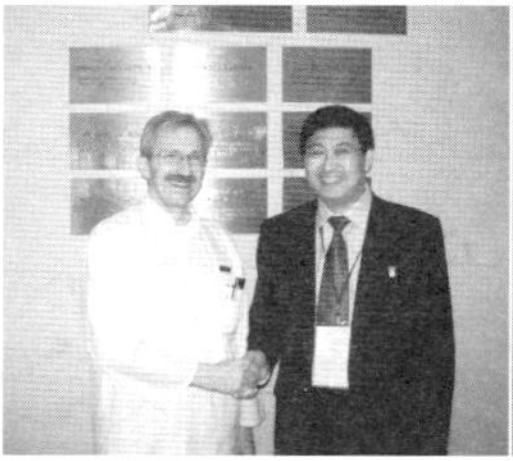

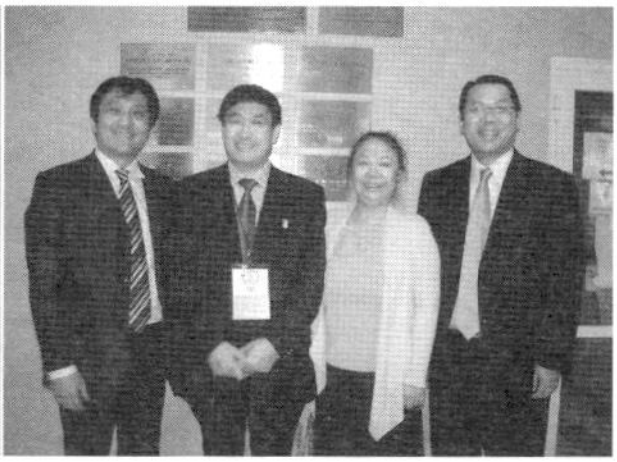

スタニスワフ・S・ゴーヅ院長と著者（写真左） 孫先生と著者夫妻・陳総経理（写真右）

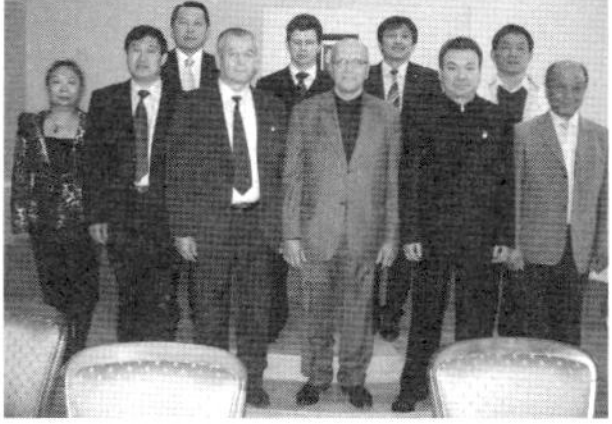

キェルツェ市の副市長を訪問してポーランドとの親睦を深める

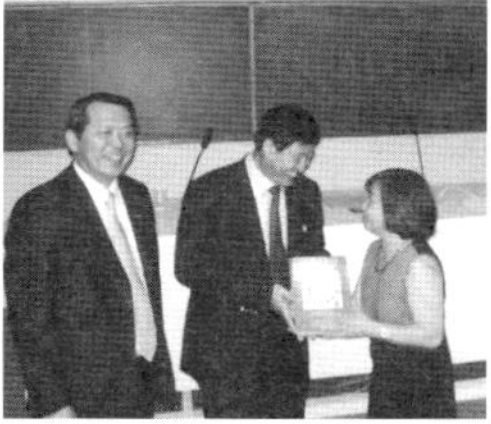

フランスのトゥールーズ医学院に漢方医学の医薬文献を寄贈

寄せられていました。なかでも、がん治療に西洋医療だけではなく、漢方療法や代替療法などを取り入れた治療を実践されている医師の方々の熱意には、圧倒される思いがしました。同時に、私どもが研究開発した「天仙液」について、これまでの臨床データをはじめ、資料を公表して講演を行いました。多くの質問も受け、とても貴重な時間を共有できたと思っています。

まず、ポーランドでは、同国の中心部にある都市、キェルツェ市の腫瘍専門病院の聖十字がんセンター（Holycross cancer center）を訪れ、スタニスワフ・S・ゴーヅ院長をはじめ、病院の先生方と意見交換を行いました。また、キェルツェ市のチェスワフ・グルシェフスキー副市長を訪問して、ポーランドと中国との親睦を深めました。

フランスでは、南西部のスペインとの国境に近い都市、トゥールーズ市にあるトゥールーズ医学院を訪問しました。トゥールーズ市には二つの大学病院があり、ここはトゥールーズ大学の付属病院ということでした。広大な敷地に診療科ごとに独立した建物があり、規模の大きな病院です。病院を視察し、先生方と意見交換をして、抗がん漢方薬「天仙液」の研究資料と漢方医学によるがん治療の医薬文献を寄贈しました。

さて、今回のヨーロッパ視察で分かったことは、どの国でもがんは死亡率のトップか上位を占めている難病で、がん治療において西洋医療だけでは対処できない現状にあるということです。

そのために、西洋医療に中西医結合医療やさまざまな代替療法を取り入れたがん治療が行われていました。たとえば、ヨーロッパで発達したホメオパシー療法やヒーリング療法をはじめとして、自然由来のハーブ療法、さらに中国医療の漢方薬や鍼灸、気功なども西洋医療の病院で研究され、取り入れられています。洋の東西を問わず、西洋医療一辺倒ではがん治療の限界を感じている医師の姿勢が伝わってきました。

このような西洋医療だけでは対応できなくなったがんなどの難病、原因不明の病気、慢性病に、いち早く代替療法を取り入れたのがアメリカでした。その潮流をつくったのが、一九九二年にアメリカ国立衛生研究所（ＮＩＨ）に世界最先端医学研究施設の一つとして、代替医療局（ＯＡＭ）が設立されたことです。理由として、アメリカにおける医療費の高騰に加えて、がんなどの難病治療の研究開発費に莫大な費用がかかること、治療効果が上がらなかったことなどが原因とされています。

ここで言う代替医療とは、具体的には天然由来のハーブ療法をはじめ、中国医学（漢方薬、鍼灸、指圧、気功など）、インド医学（アーユルヴェーダ）などの伝統医学やアロマテラピー、ヒーリング、免疫療法なども含まれています。

代替医療局の当初の研究開発費は二〇〇万ドル（日本円にして約二億円）でしたが、二〇〇七年には実に一億二〇〇〇万ドル（約一二〇億円）となり、最近ではさらに多くなっているということです。

代替医療局においてこの分野の科学的研究が進み、ハーバード大学、コロンビア大学、スタンフォード大学など全米に研究センターが設置されています。なお、この代替医療局とアメリカの代替医療の現状について、後ほど詳しく紹介していきたいと思います。

さて、こうした背景のもとに、「天仙液」に関する研究論文が二〇〇五年四月、アメリカの権威ある医学誌『ＡＣＭ』(The Journal of Alternative and Complementary Medicine Vol.11 No.2 April 2005) に掲載されました。

この研究論文は、国立台湾大学医学院の免疫学博士として世界的な権威の孫安迪《そんあんでい》博士が、五年間にわたり「天仙液」の成分と作用について研究、分析した実証的な論文で、世界的に注目されました。『ＡＣＭ』に漢方薬に関連した研究論文が掲載されたことは、実に画期的なことです。第四章「検証」で、その概略を示したいと思います。

日本においては、二〇〇四年三月と七月の二回、新薬検査機関の新薬開発研究中央研究所で、「天仙液」の抗腫瘍作用に関するマウスによる臨床試験が行われて、報告書が公表されています。

そしてイギリスにおいては、二〇〇九年一一月に世界的に権威のあるオックスフォード大学出版局が発行する『オックスフォード・ジャーナル』(Oxford Journal) と、二〇一〇年四月にイギリスを拠点とした世界最大のアクセス誌を発行するバイオメッド・セントラル社 (BioMed Central) の一誌である『ＢＭＣキャンサー』に、「天仙液」に関する研究論文が掲載されました。

オックスフォード大学出版局は、世界最古、最大級の大学出版社として五〇〇年の歴史があり、論文は厳しい審査のうえに掲載されます。『オックスフォード・ジャーナル』における研究論文の表題は、『急性前骨髄球性白血病ＮＢ４細胞における中国複合漢方薬「天仙液」によるPML-RARα及び発癌性信号経路への標的』というものですが、専門的ですので、ここでは論文のごく簡単な結果を示します。

研究は台北医科大学、台湾国立癌研究所など九名の研究者による共同研究です。その論文による研究結果は、「天仙液はさまざまなタイプの固形腫瘍のアポトーシス（がん細胞の自滅死）を引き起こすことが明らかになった。急性前骨髄球性白血病NB4細胞において、天仙液が効果を示していることが立証された」というものです。

『BMCキャンサー』はがん及び腫瘍学を対象とした専門誌で、研究論文の表題は、『中国複合漢方薬「天仙液」による転移、血管新生及び腫瘍増大の抑制』というもので、『オックスフォード・ジャーナル』の研究論文と同じ研究者によるものです。その論文による研究結果は、「天仙液はがん細胞の移動と侵入能力を妨害する。マウスによるヒト前立腺がんを天仙液は抑制し、アポトーシスを増加させる結論を得た。天仙液が広範囲にわたる抗がん作用を持つことが立証された」というものです。

さらに二〇一一年には、新たにアメリカ、イギリス、オランダの医学誌に「天仙液」に関する研究論文が「THL」（「天仙液」の英語表記Tien-Hsien Liquidの略）として発表

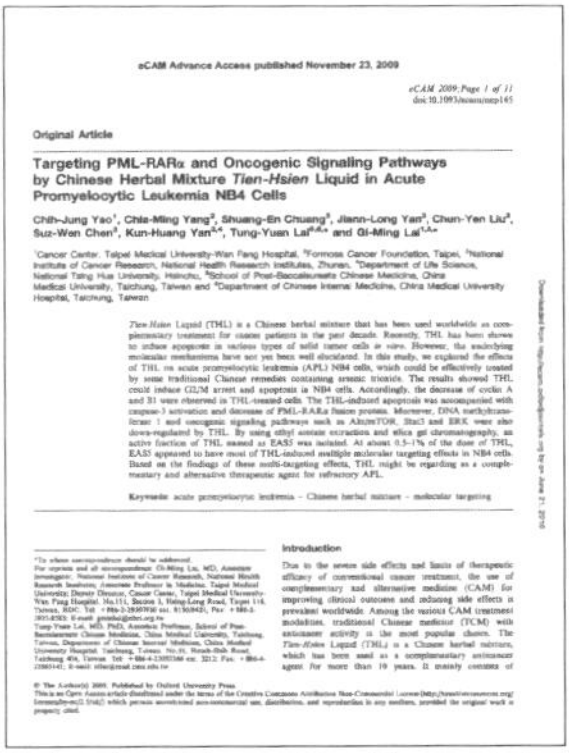
eCAM Advance Access published November 23, 2009

eCAM 2009; Page 1 of 11
doi:10.1093/ecam/nep145

Original Article

Targeting PML-RARα and Oncogenic Signaling Pathways by Chinese Herbal Mixture *Tien-Hsien* Liquid in Acute Promyelocytic Leukemia NB4 Cells

Chih-Jung Yao, Chia-Ming Yang, Shuang-En Chuang, Jiann-Long Yan, Chun-Yen Liu, Suz-Wen Chen, Kun-Huang Yan, Tung-Yuan Lai and Gi-Ming Lai

『オックスフォード・ジャーナル』に掲載された研究論文（表紙）

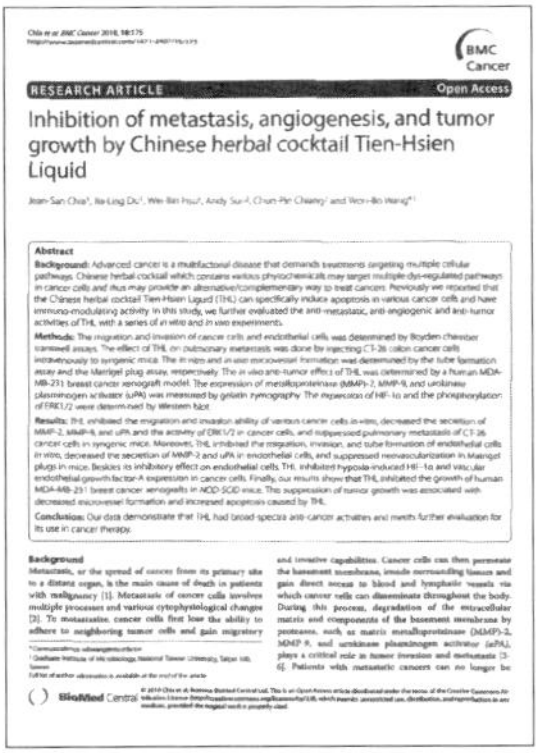
RESEARCH ARTICLE　Open Access

BMC Cancer

Inhibition of metastasis, angiogenesis, and tumor growth by Chinese herbal cocktail Tien-Hsien Liquid

『BMCキャンサー』に掲載された研究論文（表紙）

されています。また、FDA（アメリカ食品医薬品局）、アメリカ国家薬物図書館生物科学技術データセンター、アメリカ国立がん研究所の公式サイトに「THL」として資料などが掲載されています。

研究論文の発表では、三月にアメリカの『がん整合医療』誌に「天仙液」の大腸がん細胞のコントロール及び試験マウスの蛋白P21、MMP-1、MDR-1に関する研究が掲載され、四月にイギリスの『補完代替医療学会』誌に「天仙液」のNB4急性前骨髄性白血病のがん化を促進する蛋白質PML-RARαを分裂させ、腫瘍信号伝道経路を抑制関する研究が掲載され、六月にオランダの『民族（中国）

薬理学会』誌に「天仙液」の大腸及び試験マウスのがん細胞転移及び抑制に関する研究が掲載されました。

公式サイトへの掲載については、ＦＤＡ（アメリカ食品医薬品局）の臨床試験公式サイトに「天仙液」（THL-P）に関する臨床試験項目、研究経過などが掲載され、アメリカ国家薬物図書館生物科学技術データセンターの世界各国の研究論文公式サイトに「天仙液」の資料が掲載され、アメリカ国立がん研究所の公式サイトには「天仙液」に対して薬局方コードが授与され、定義、効果などが掲載されています。アメリカ国立がん研究所はアメリカ国立衛生研究所（ＮＩＨ）に属しており、最高権威のがん研究所です。

思えば、今から二十数年前のこと、アメリカ国立がん研究所のロバート・シューメーカー博士が「天仙液」の前身である「天仙丸」の臨床研究をされて、「がん細胞に対する有効率は八〇・四％」とのデータが示され、世界的に注目されるキッカケともなったのです。そして今、そのアメリカ国立がん研究所の公式サイトに「天仙液」が掲載されたことに、感慨深い思いをしています。

漢方医学を基礎として、最新医学、科学技術で研究開発された抗がん漢方薬「天仙液」は、

▼補完代替医療学会

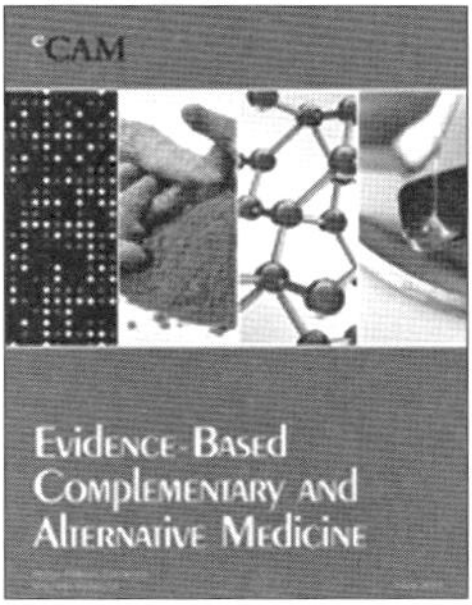

▼がん整合医療

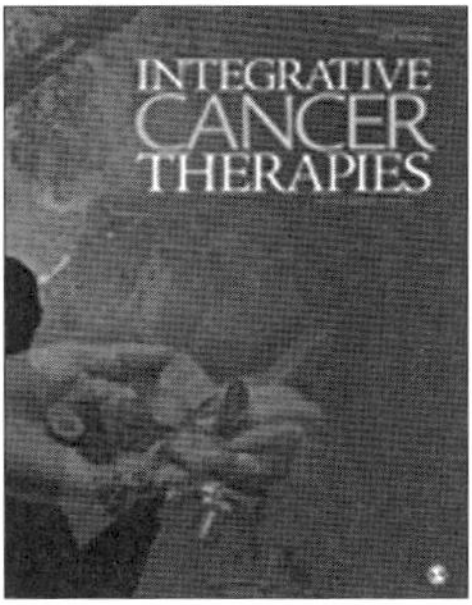

▼アメリカ食品医薬品局(FDA)
公式サイト

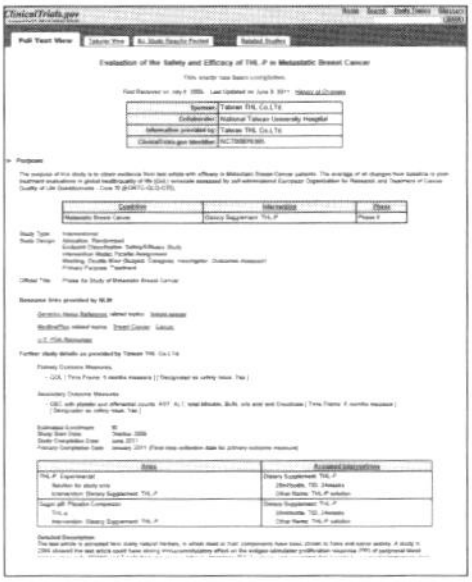

▼民族薬理学会

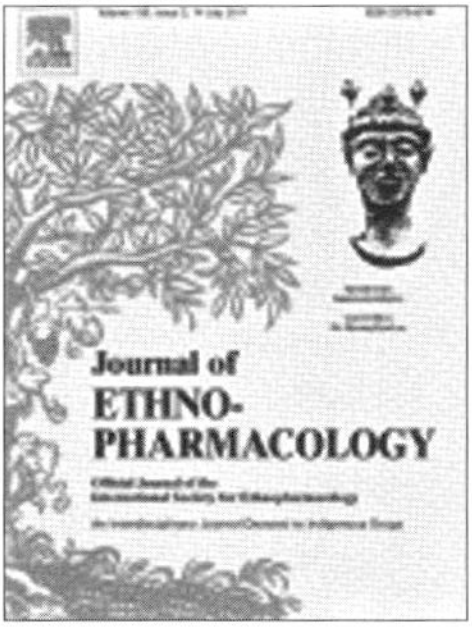

▼アメリカ国家薬物図書館生物科学
技術センター研究論文公式サイト

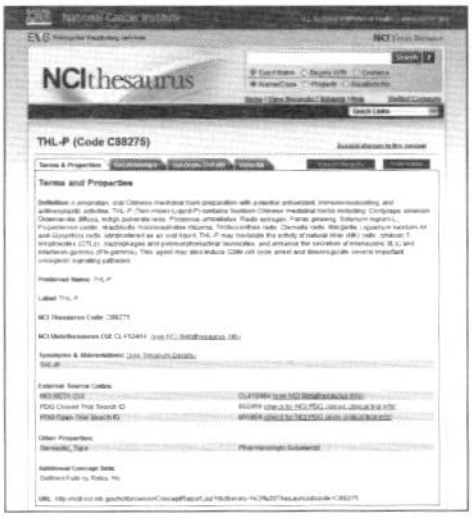

▼アメリカ国立がん研究所
公式サイト

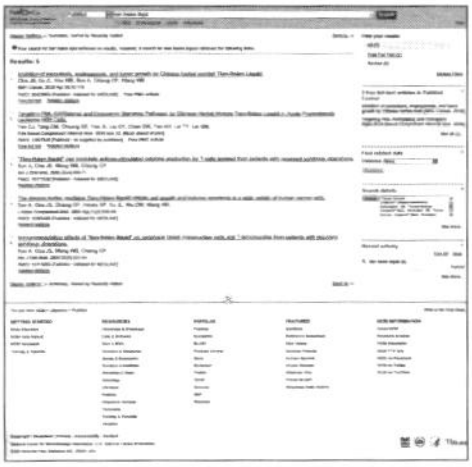

現代医療の見地から検証すべく、これまで世界各国で多くの基礎・病理・臨床試験が行われ、進化を続けています。漢方薬でこれほど医学的、科学的に検証がなされているケースはないのではないかと自負しています。

香港大学中医薬学院主催『中西医結合医療によるがん治療と予防』国際会議

日進月歩の医療技術。けれども、がん治療の現場では、現状の手術、化学療法、放射線治療という標準治療法への手詰り感が指摘されています。このような状況を打破しようと、西洋医療の長所と中医療（漢方医療）の長所を結びつけた新たな治療法として、「中西医結合医療」を実践している病院、医師が多くなっています。ちなみに、私どもの病院（北京、上海、珠海、通化）はすべて「振国中西医結合腫瘍病院」という名称です。

こうした流れの中で、漢方を中心としたがん治療の研究成果を発表する国際会議『中西医結合医療によるがん治療と予防』が、香港大学中医薬学院主催で二〇一〇年一一月に開催されました。この国際会議には、中国、台湾、アメリカから漢方療法をメインとした中

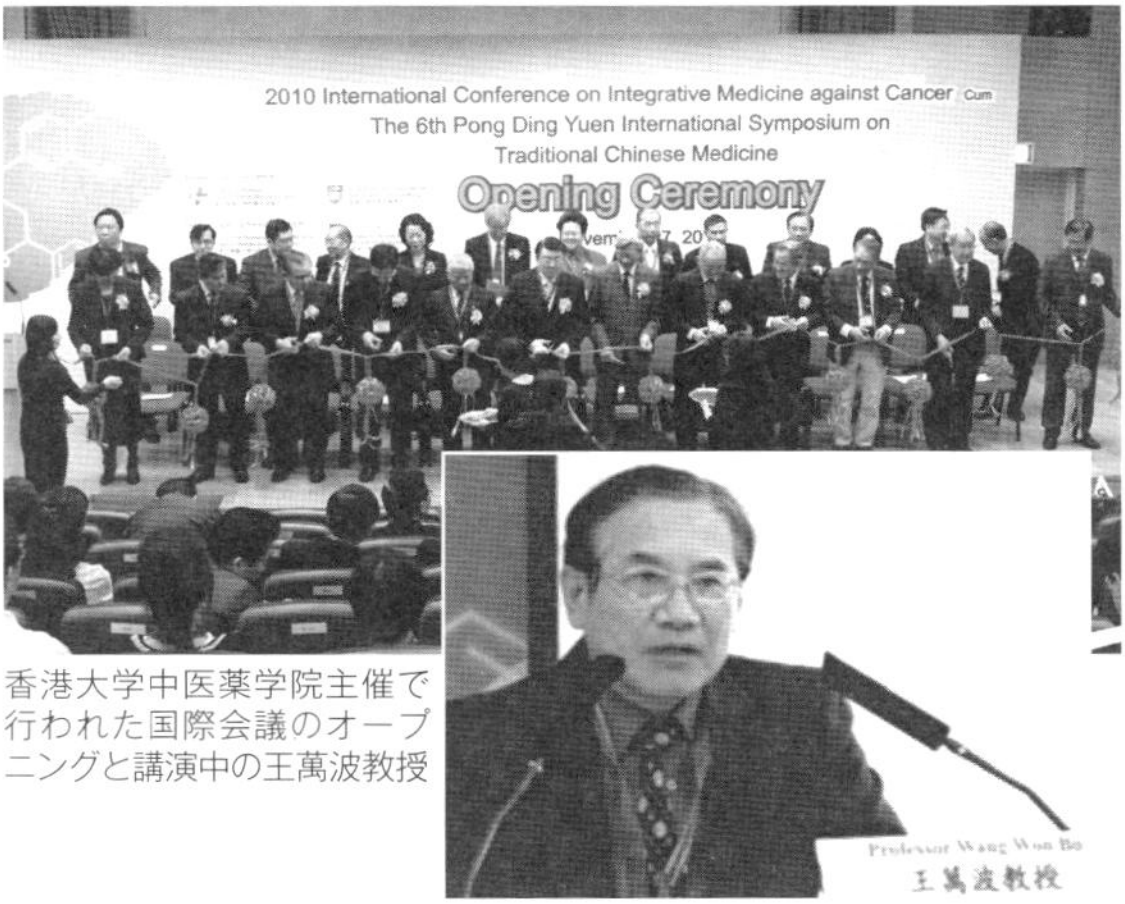
2010 International Conference on Integrative Medicine against Cancer Cum
The 6th Pong Ding Yuen International Symposium on
Traditional Chinese Medicine
Opening Ceremony
王萬波教授

香港大学中医薬学院主催で行われた国際会議のオープニングと講演中の王萬波教授

西医結合医療の研究、臨床、治療を実践されている二三人の医師、研究者が、その成果を発表しました。

講演者の一人として、国立台湾大学医学院微生物研究所の王萬波教授が、中西医結合医療から生まれた抗がん漢方薬「天仙液」について、『天仙液のがん再発及び転移を抑制する研究』と題して研究発表を行いました。

ただし、この内容は専門的で一般的には難しいので、国際会議を取材した産経新聞メディックス発行『sesenta』に王萬波教授のインタビュー記事が掲載されていましたので、その一部を紹介させてもらいます。

■

■現在のがん治療の問題点は?

西洋医療では、早期がんに対し、主に化学療法などでがん細胞を殺傷する治療方法を行いますが、毒性が大きいため、がん細胞と同時に正常な細胞にも傷をつけます。近年、ターゲットを見つけて治療する分子標的治療が多く見られますが、この治療では耐性が生じる可能性があります。

■がん治療で中西医結合医療を行う意義は?

これに対して数千年の歴史のある漢方薬、特に複方(複数の薬を調合した)漢方薬でのがん治療は、副作用が少なく、化学療法などにとって良い補助作用があるため、西洋医療と中医療(漢方医療)を結合すれば、良い治療効果を得られると思います。今後は、中西医結合医療が主流になっていくのではないかと思います。

■今回の発表内容は?

天仙液がいかにがん細胞を殺傷するか、がん細胞の転移と血管形成抑制の臨床試験を行っていますが、実際にマウスの腫瘍の成長を抑制することが確かにできることが証明されました。現在は、天仙液が抗がん免疫力を高める効果について研究しています。

国立台湾大学付属医院で行われた末期乳がん患者への臨床試験

二〇一二年に、国立台湾大学付属医院において、入院中の末期乳がん患者の人を対象として、「天仙液」による臨床試験が行われました。同医院では、漢方薬による臨床試験というのは同医院が設立されてから一一八年以来、初めての試みということです。この臨床試験の詳細は、第三章の「進化」で示した通りです。

そして同年に日本において開かれた講演会『がん統合医療の実際と新たなる展開』（ＬＰ漢方研究有識者会・現ＮＰＯ法人漢方ドットコム主催　東京国際フォーラム）において、同医院の主任医師で同医学院臨床准教授の郭文宏医師により、その臨床試験の一部が発表されました。

この『がん統合医療の実際と新たなる展開』の講演会には、統合医療を実践されているキャンサーフリードピア代表で銀座並木通りクリニック院長の三好立医師と、前出の孫苓献医師が参加しました。

郭文宏医師の講演では、「天仙液」による臨床試験での報告と同時に、次のように語りました。(要略)

――がんの標準治療は高い治療効果をもたらす半面、患者側に副作用など大きな負担も強いる。また、末期がんなど手の施しようがない状態になると、標準治療では対応できなくなってしまう。こうした状況は台湾でも同様で、天仙液の抗がん効果の検証と同時に、患者のQOL(生活の質)を維持することについても検証された。これまでの治療にうまく取り入れることで、従来以上の治療効果とQOLの向上が図れると思う。

銀座並木通りクリニックの三好立院長は、『がんになってもあわてない・あせらない』と題して、がん難民にならない方法や、代替療法などを取り入れたり、少量の抗がん剤で治療効果を発揮している例などが報告されました。

そして、孫苓献医師が、『「天仙液」の世界的な研究成果と高い評価の報告』と題して、次のような話をしました。(要略)

――抗がん漢方薬である天仙液の世界的な研究成果は、いくつかある。まず、世界で初めてアメリカ国家衛生院臨床試験センターから臨床試験が認可され、国立医学機関である台

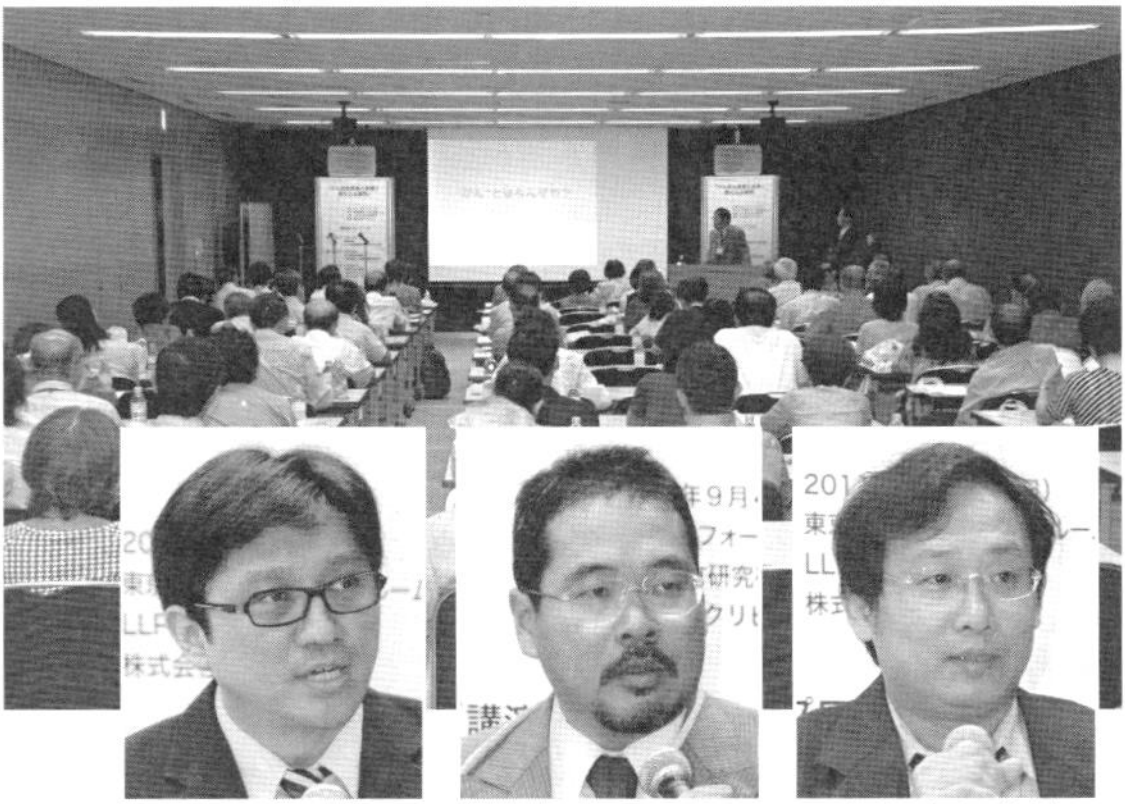

広州中医薬大学 中医学博士・孫苓献医師　　銀座並木通りクリニック院長・三好立医師　　国立台湾大学付属医院主任医師・郭文宏医師

湾大学付属医学院において、正式に末期乳がんに関するヒト臨床試験が実施された抗がん漢方薬だということ。二つ目は、その末期乳がんの患者さんに対し、有効率が六六・七％であったこと。三つ目は、近年、二〇項目以上の科学的に研究試験を実証したことで、アメリカ国立がん研究所から抗がん漢方薬としてリストアップされたこと。そして、世界でさまざまな抗がん剤が存在するなかで、経済的で効果的な抗がん作用を有するということである。以上の結果から、天仙液は世界的に安全性があり、有効性が高く、治療費が経済的で、ヒト臨床試験でも実証された抗がん漢方薬であるということが言える。

アメリカ国立衛生研究所が推進する代替医療と漢方の位置

今、アメリカでは「代替医療」の研究開発が急速に進んでいます。先ほどもお話ししたように、その大きな理由の一つとして「医療費の高騰」が挙げられています。同時に、西洋医療では対応できなくなった諸症状、病気が多くなり、それを補完・代替するために、西洋医療以外の医療、療法が臨床の場で研究開発され、用いられてきているのです。

また、医学が西洋医療一辺倒であったことへの反省もあります。原因不明の病気、がんなどの難病に対する西洋医療への疑問、研究開発に莫大な費用がかかる、医療費が高い、慢性病にはあまり効果が上がらないなどです。

そして、代替医療のなかでも、最近では、天然由来の薬草などを用いた漢方薬が注目されているのです。

代替医療が進んでいるアメリカで、その流れをつくったのは一九九二年にアメリカ国立衛生研究所（ＮＩＨ）に「代替医療局」（ＯＡＭ）が設立されたことですが、当初の研

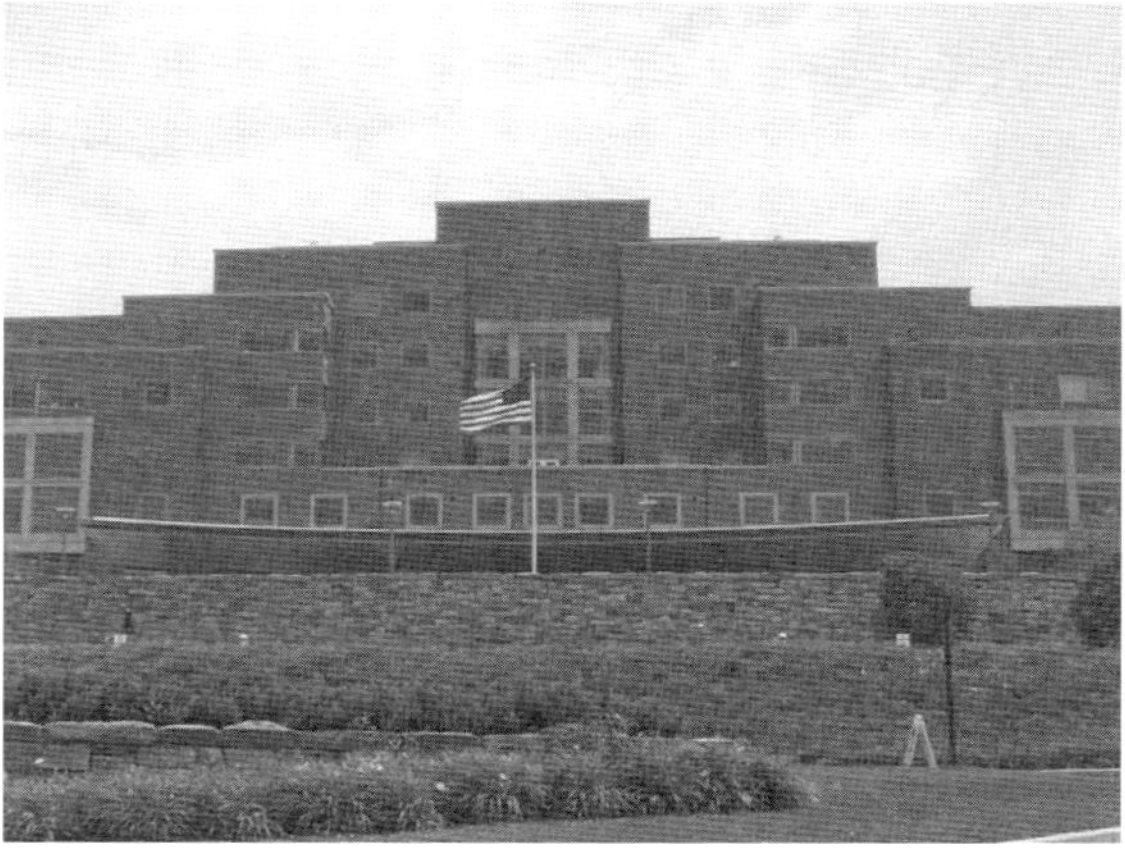
アメリカ国立衛生研究所のなかに「代替医療局」が設立されている

究開発費の予算は二〇〇万ドル（日本円で約二億円）、それがどんどん増えて、二〇〇七年では実に一億二〇〇〇万ドル（約一二〇億円）があてられています。現在ではさらに増額されているようです。

代替医療というのは、なにも新しい医療、療法を示すものではありません。世界的に各地域によって伝統的な特有の医療、療法が数多く存在しており、実際に西洋医療だけではなく、どの国々においても代替医療、代替療法を取り入れている人たちが多くいます。世界保健機関（ＷＨＯ）の調査によると、世界の健康管理医療の六五～八〇％は伝統的な医療（代替医療・療法）が用いられていると発表されています。

代替医療とは具体的には、中国医学（漢方療法、漢方薬、鍼灸、指圧、気功など）、インド医学（アーユルヴェーダ）、免疫療法、薬効食品・健康食品、ハーブ療法、アロマテラピー、食餌療法などですが、なかには非科学的で西洋医学を実践する医師にとっては受け入れ難い内容もあります。

けれども、代替医療の多くは概して毒性、副作用が少なく、身体に負担のない療法が多く、これまで西洋医療であきらめていた難病に効果を発揮するケースもあります。医薬品による副作用や決定的な治療法がない難病、生活習慣病に対する医学の問題点の解決に向け、医療の質の向上に貢献するものと期待されています。

こうした難病、生活習慣病のなかでも、決定的な治療法、特効薬を見出せないでいるがん治療に対して、アメリカ国立衛生研究所のなかに代替医療局とは別に、アメリカ国立がん研究所が設置されています。がんは日本で死亡率のトップにありますが、アメリカでも同じです。そこで、天然由来の薬草などからつくられる漢方薬の治療効果が注目され、研究されているのです。

がん治療においては、西洋医療の三大療法である手術、放射線治療、抗がん剤は、どれも身体に大きな負担がかかり、副作用や転移、再発の問題が解決できないでいます。そこで、アメリカ国立がん研究所では、漢方薬によるがん治療法も研究されています。同時に、漢方薬は生活習慣病、慢性病などの予防、改善効果も認められ、代替医療局において研究開発が活発化しています。このように、現在、アメリカは漢方薬の研究開発では世界の最先端の位置にあるといえましょう。

帯津良一先生と北京の病院で語り合った「新しいがん治療」

二〇一〇年八月、帯津三敬病院の帯津良一名誉院長が、北京振国腫瘍病院を視察に来られました。

これまで帯津先生とは、三〇年ほど前に吉林省通化市にある長白山薬物研究所を訪れていただいて以来、珠海振国腫瘍病院や日本、香港、台湾などの国際会議や講演会で何度かお会いして、私も帯津三敬病院を二度ほど訪ねています。

今回は、帯津三敬病院のがん患者さんや医療関係者の方々などのご一行と、帯津先生が愛してやまないモンゴルの旅の前に、北京の私の病院にお越しいただいたわけです。

帯津先生は、今や日本におけるがん治療において、西洋医療に中国（漢方）医療を取り入れた「中西医結合医療」の第一人者です。まだ日本において、がん治療が西洋医療一辺倒だった時代に、中西医結合医療を目指して帯津三敬病院をつくられた先達でもあります。

そして現在、がん治療にあらゆる療法を取り入れた「統合医療」、さらに人間を丸ごと診るという「ホリスティック医療」の世界的な権威です。

私が「天仙液」の前身である「天仙丸」を完成させた三〇年ほど前のこと、「がんに効く漢方薬がある」との情報を得られた帯津先生は、遠路はるばる吉林省通化市の長白山薬物研究所を訪ねてくださいました。そして、「天仙丸」を日本で初めて紹介していただいて以来、その後も「天仙液」に理解を示していただいています。私にとって帯津先生は尊敬する医学の師であり、心の師です。

今回、「中西医結合医療」から「統合医療」への道を歩む帯津先生と私は、がん治療に新しい道を拓くことを語り合いました。また、帯津先生を主治医に持つジャーナリストの

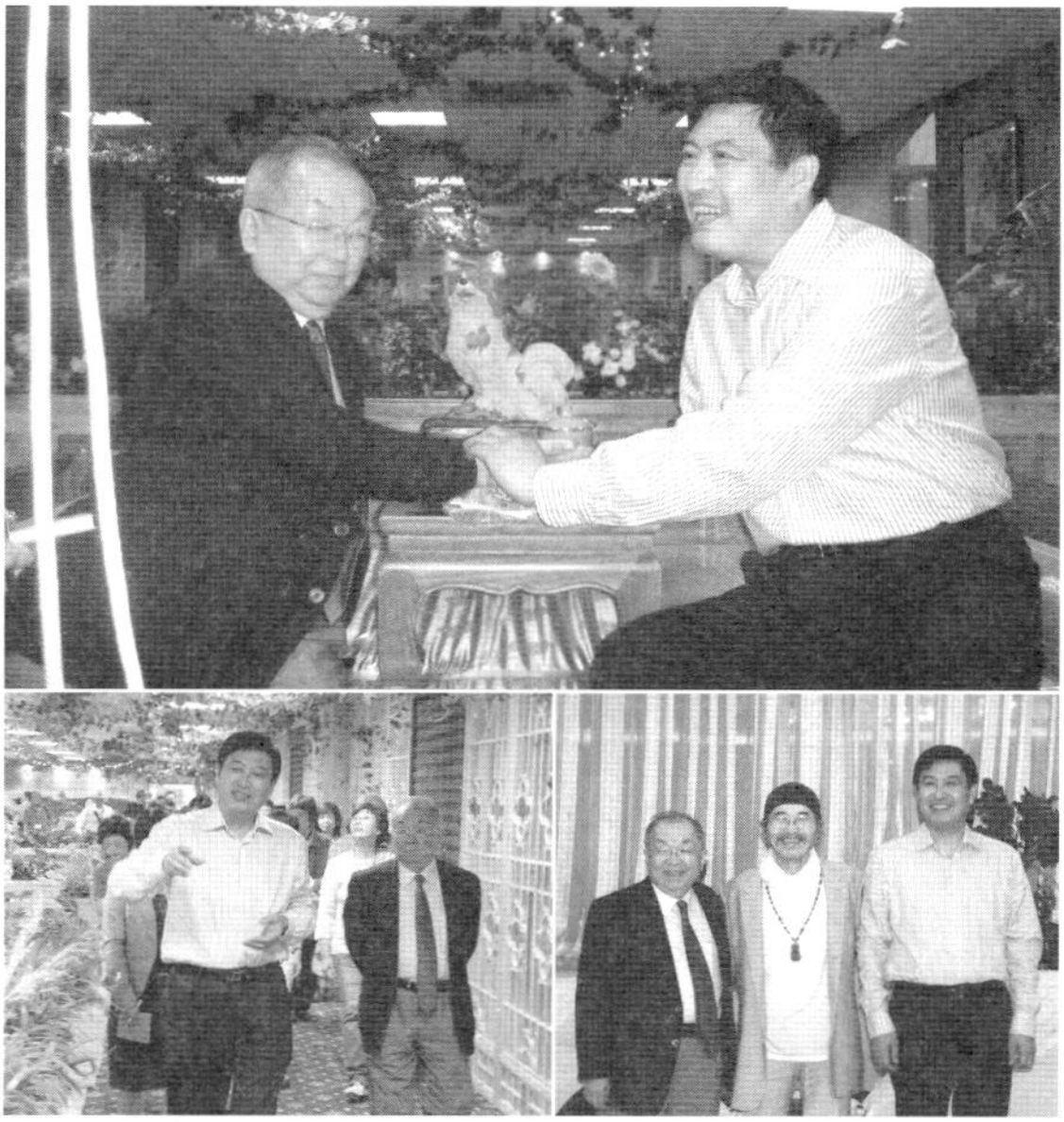

帯津先生と久しぶりの再会をした著者（写真上）　病院内を視察する帯津先生一行（写真左）と、同行された関根進先生（写真右・中央）

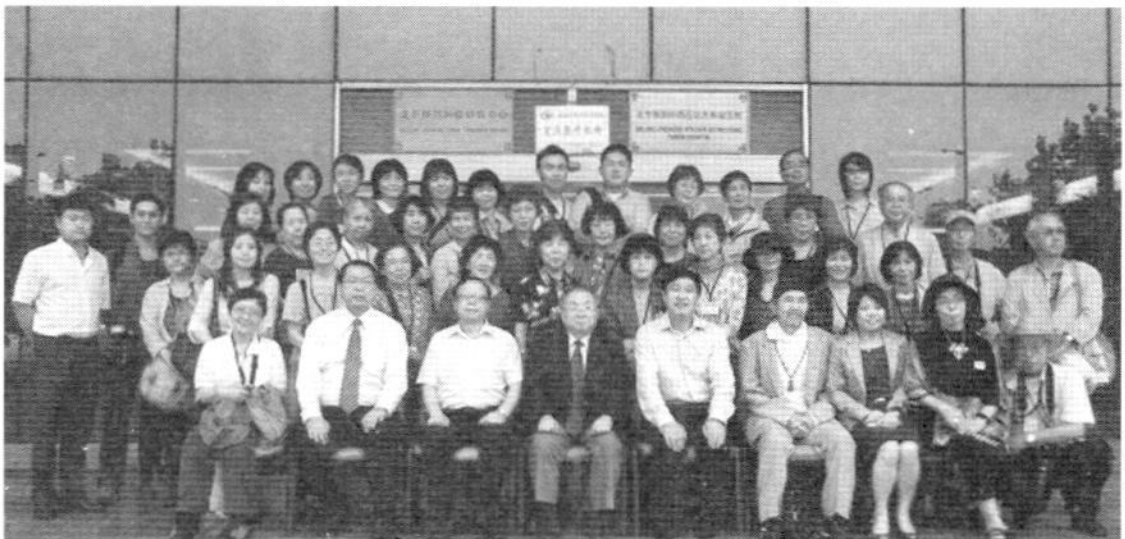

北京振国中西医結合腫瘍病院を訪れた帯津良一先生（中央）と視察団一行

関根進先生が、入院患者さんを前に自らの漢方でのがん克服体験を話していただき、勇気と自信を与えてくれました。

帯津先生は、統合医療をさらに進めて、「これからのがん治療は、からだ（身体）、こころ（心）、いのち（生命）の人間を丸ごと診る医療であるべき」と、ホリスティック医療の大切さを説かれ、「がん患者さんと家族と医療関係者とが〝いのちの場〟に集まって、エネルギーを高めることが大切です」と語っていただきました。

まさに私も同感です。私どもの病院は現在、北京、上海、珠海、通化と四つの中西医結合医療によるがん総合病院や、中国各地に診療所があります。そのすべての病院、スタッフは、帯津先生の説かれる「いのちの場」こそが、これからの新しいがん治療の進むべき道ではないかと思っています。

第五章　感謝

世界各国から寄せられた感謝の声

「抗がん漢方」でがんを克服し、
生還した人たちの真実の声！

世界中から寄せられた「がんを克服した人たち」の喜びのお便り

抗がん漢方薬「天仙液」は、がんを患っている方やがん再発予防、がん予防などで、世界の多くの方々に使用されています。そして「天仙液」を使用して「がんを克服した」という体験談が、世界各国から寄せられています。

ここに紹介させていただいた方々の体験談は、私が理事長を務める国際癌病康復協会（本部・香港）の世界各国の支部をはじめとして、国際癌病康復協会日本支部内の一般社団法人漢方を考える会などに寄せられた実際のお便りです。

「がん」は世界共通の病気です。がんを発症してしまった方、がん治療の副作用で苦しんでいる方、転移・再発をしてしまった方、そして、末期がんで苦しんでいる方もいるかと思います。でも、決してあきらめてはいけません。いかなるときでも、がんと闘う勇気と生きる希望を持ってください。

この体験談には、どのようにしてがんと闘い、克服していったかが、「真実の声」として語られています。これは、がんに苦しんでいる患者さんやご家族の方々へお伝えする「天仙液」を介して、ひとつの連帯のメッセージとも言えるでしょう。同時に、この「がんを克服した人たち」の体験から、がんに対して闘う勇気と希望を汲みとっていただければと思っております。

なお、ここにご登場いただいた方々のなかには、ご本人は実名でと希望されていましたが、ご家族や周囲のことなどを考慮いたしまして、要請がありました一部の方々については、仮名とさせていただきました。また、体験談はお寄せいただいた当時のもので、ご本人の実体験に基づく感想であり、「天仙液」の効能・効果を示すものではありません。

末尾に、本書に貴重な体験談をお寄せいただき、ご登場いただきました方々に、深く感謝をいたします。

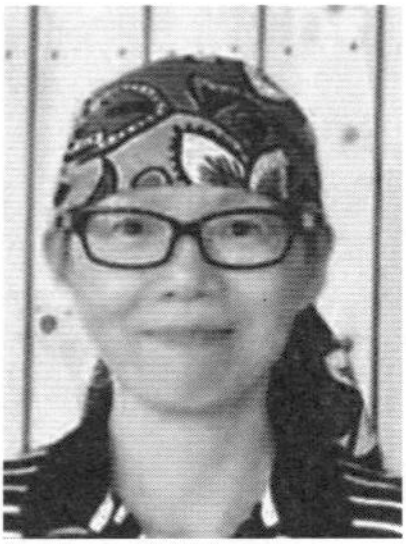

食道がん

ステージⅢbの進行性食道がんが完治！生かされた事実に感謝して前向きに生きる！

有馬礼子さん（52歳・熊本県）

進行性がんがリンパに転移、手術は無理と……

最近、食事の時にやたら喉が詰まるなあと思い始めたのは今年（二〇一三年）の三月ごろのことでした。

その後、だんだんつかえる回数が多くなり、さすがにこれは変だと五月末に近くの病院で胃カメラを飲んだ所すぐに大学病院を紹介されました。詳しく検査を受けた結果、ステージⅢbの進行食道がんと診断されました。

思ってもみなかった部位のしかも進行がん、腫瘍の大きさは六㎝でリンパにも転移している為、手術は無理であると説明を受けました。

実際、六月に入ってからは、水も思うように喉を通っていかず、苦しい状態ではあったのです。私自身は、この時もうあきらめにも似た気持ちで、長い間の自分の生活習慣のせいだ、若い頃からやりたい事はやってきたし、私の人生もここまでかと受けとめていました。

しかし、ドクターの説明を一緒に聞いた家族の落胆する様子や、友人、親戚の悲しむ姿などを見るにつけ、生きる事も死ぬ事も私ひとりだけの問題ではないと考えるようになりました。

それからはがんに関する本を読みあさり、インターネット上で治療法を捜し、自分のがんにこれからどう対処していくか姿勢を固めようと努力しました。そうするうち、多くの本の題名や誰彼の言葉に違和感を感じ、何故なのかと考えるようになりました。外から侵入してきたウイルスとなら戦う気になれますが、自分の細胞を長い間ないがしろにし、無理をさせたあげくのがんなのに……。心や意識を向い合わせる事もケアしてやる事もせず……。

そんな事を心から申し訳なく思ったのです。身から出たサビに対して戦うだの、たたくだのという言葉は非常に不条理だと思いました。

六月一四日に入院し、抗がん剤と放射線で腫瘍を小さくした上で手術をしましょうというドクターの言葉にうなづきながらも、手術は拒んでいこうと心の中で決心しました。

天仙液を飲んだ瞬間、「これは治る」と確信

その頃、弟も必死で食道がんについて調べてくれていて、「これだ！これは信じられる」と天仙液を抱えて、病室へ走ってきてくれたのです。

私は治療開始後三日で、食道壁に穴があき、肺に異物が入ると重篤な結果になるという事で、鼻から胃に栄養チューブを通し、だ液も飲まない様にと指示されていた時です。

天仙液を飲む事をドクターに相談すれば拒否されるかもしれないと、しばらく逡巡していましたが、思い切って夜中に内緒で飲んでみました。フタを開けた時、フワッと漂ってくる漢方独特の香りは、気持ちを落ち着かせてくれ、だ液すら通りづらかったのに、何の抵抗もなく天仙液は喉を通っていきました。

不思議な感じで何だか分からないながらも、その瞬間、私はこれで治るんだと確信しました。本当に自分に合うなと体が感じたのでした。次の日の朝の目覚めの良さは忘れられません。瞳孔がパッと開いて光がまぶしい位入ってきて、まるで南国の飛行場に降り立った時、目の前がパーッと明るくなったような感じがしたのです。肺に天仙液が入る事もな

く苦しくもありません。それからは毎日、朝晩せっせと飲み続けました。

天仙液と三クール終了後の検査結果は完治！

同室の方に、抗がん剤や放射線の副作用はひどいものだと教えられ、覚悟も決めて治療にのぞんだのですが、私には副作用らしき症状はほとんど出ませんでした。それはもう全くもってあっけない程でした。それどころか、治療を受けながらも体調は良好で、体重も減るどころか増えていきました。一週間もせず食道の穴も塞がり、何となく胸のつかえが少なくなり、自分で確実に良くなっているという実感が湧いてきました。

ドクターは、回診の度に首をかしげ、この調子なら、次の検査の結果次第で、二クールの治療をもう一クール続けてみようかと言われました。

この治療を順調に休みなく三クール続けてできた人はほとんどいないのだけどと言われながら八月中旬、無事に三クールの治療は終わりました。さすがに髪は抜け、放射線治療のため、二、三日発熱があった他は、何の副作用もなく楽でした。

一ヶ月後にもう一度、検査を受けに来る様に言われ退院しました。九月の中旬、再度詳しく検査を受けた結果、なんと「完治です」と言われ、正直、言葉を失いました。がんは小さくなっているだろうと確信はあったものの、きつねにつままれた様に実感はありませんでした。こんな事がまさか自分の身に起こるとは、驚きです。

私にとっての天仙液は、ただの薬ではなく生きる力を飲み干すような、治るぞという気力を体の中に取り込んでいる様な感覚です。

天仙液を飲み続けてがん体質を治したい

完治と言われてからも毎日、朝晩の飲用は欠かしません。天仙液との出会いは、手離せない力強い友を見つけたようなものです。

六月に死の淵をのぞきこみ、前のめりに突っ込もうとしていた私の身体を、天仙液を持った弟が後ろからグイッとひっぱり上げてくれたのだと心から感謝しています。天仙液に巡り合わなければ、今の私はありえません。九月一七日より仕事も完全に復帰させてもらい、現在特に不都合などもありません。

これからも天仙液を飲み続け、食事や生活態度にも気をつけ、がん体質を根本から治していこうと考えています。

最後に、天仙液を飲み始めてから体中のしみというしみが薄くなり、消えてしまったものも多数ある事を報告します。思わぬおまけでした。

今は生かされたという事実に感謝して、前向きに、意欲を持って、日々を過ごしていきたいと思う毎日です。

ほんとうにありがとうございました。これからもよろしくお願いします。

食道がん

前田茂紀さん
（71歳・神奈川県）

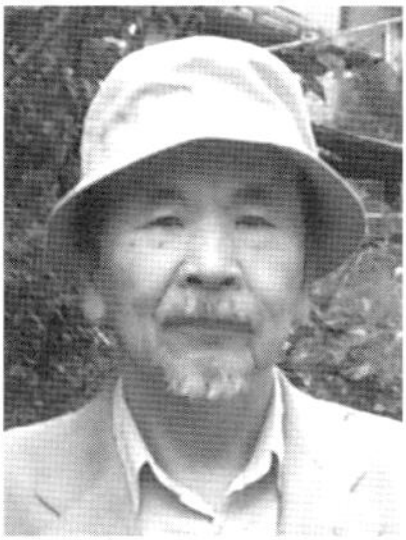

手術できない食道がんが、天仙液の併用治療で消えた！

食道の半分ががん細胞で塞がれて……

昨年（平成二二年）の正月のこと。おいしそうなおせち料理を食べようとしても、喉につかえるような違和感を覚え、それが日を追うごとにひどくなっていきました。肩の痛みも増して明らかに異常を感じましたので、二月の中旬に近くの病院に行ったのですが、胃カメラの検査を受けたとたん、先生が「あっ！」と声を上げました。食道の半分ががん細胞で塞がれていたのです。

即座に虎ノ門病院を紹介され、さらに様々な検査をした結果、ステージⅢの進行性の食道がんであること、すでにがんは首のリンパ節にも二ヶ所転移しており、手術は不可能と診断されました。それまで他人事と思っていたがんが我が身に起こると思いも及ばず、ようやく事の重大さが分かってきました。

『ガンを切らずに10年延命』の本に出会えて感謝

三月始めに入院し、化学療法（抗がん剤）と放射線治療を併せて行うことになりました。この時雑誌社に務めている長女が、がんに関する様々な資料を送ってくれていたのですが、その中にジャーナリストの関根進さんの『ガンを切らずに10年延命』の本があったのです。

私と同じ食道がんで、手術をせずに漢方薬と化学療法、放射線治療との併用で、一〇年以上も元気で延命しておられるという闘病体験記でした。その漢方薬が天仙液だったのです。すぐに天仙液を取り寄せ、虎ノ門病院での入院治療が始まると同時に、主治医の先生にその資料をお渡しして併用したいと相談したところ、漢方に理解のある先生で天仙液を検討された後、ほどなく了承下さいました。

入院治療から一週間ほどして飲み始めましたが、抗がん剤の副作用は聞きしに勝る辛さで、水さえ喉に突き刺さるようで飲めず、天仙液一本二〇ccを飲むに二日もかかる有様でした。

今では仕事に復帰、一日一本の天仙液を飲む

ところが、一ヶ月後には一日一本を飲めるようになり、五月に一旦退院する時には、驚いたことにがんはすっかり消えていたのです。医師も首を傾げるほどで、念のため当初の予定通り、あと二回の入院で同様の治療を続けることになり、八月に全ての治療は終わりました。これで、人が一生かかって浴びる放射線量を私はすでに浴びてしまったわけです。

あれから一年が経過しました。毎月、病院での各種検査（ＰＥＴ、胃カメラ、ＣＴ、エコーなど）のいずれかを受けていますが、いずれも異常は見当たらず、がんを患ったとは

信じてもらえないほど顔色もよくなり、太ってきました。

今では仕事に復帰して、一日一本の天仙液を欠かさず服用しています。この度はさまざまな幸運に恵まれましたが、なかでも天仙液にめぐり合ったことは最大の幸運だったと思います。

そのうち「もう大丈夫、病院に来なくてもいいですよ」といわれる日が来ることを、家族全員が信じています。ありがとうございました。

胃がん

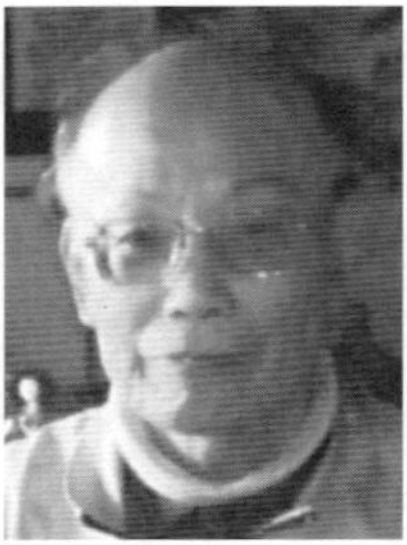

胃がん全摘出、膵臓・脾臓に転移で切除、余命三ヶ月から健康で七年間！

深山逸男さん（77歳・兵庫県）

手術後、抗がん剤はもうやめたい！

平成一八年一一月に、毎年行っている町ぐるみ検診で胃がんの症状が出た為、要精密検査との結果を受けました。町の医療機関の紹介で、明石のがんセンターで検査を受けたところ、胃がんとの診断がおりました。

「これは何とかせないかん！」と思いましたが、がんはかなり進行しており、同年一二月二八日に胃の全摘出手術を受けました。その時、膵臓と脾臓にも転移が見つかり、それも一緒に切除しました。医師からは余命三ヶ月、抗がん剤を飲んでも六ヶ月と言われました。

全摘出手術の後、抗がん剤治療が始まり、医師からは抗がん剤を一度に飲まなければならないと言われていましたが、副作用が心配だったので、朝と晩の二回に分けて飲んでいました。しかし、それでは効果が無いと言われました。

抗がん剤により骨髄をやられると血液が作れない為、「もう抗がん剤はやめたい！」と思いました。抗がん剤はがんには良く効くが、他の細胞を傷つけ、血液が作られなくなって、最後には死に至るのです。私の場合は骨髄をやられていて、医師から、骨髄抑制が起きたので「抗がん剤をやめて良い」と言われてからは、天仙液だけを飲む事にしました。

図書館で見つけた王振国先生の本

私が天仙液を知ったのは、図書館でがんに関する本を読んでいる時でした。偶然、王振国先生の本を見つけ、みなさんの体験談を読んで「私にも天仙液が効くかもしれない」と思ったのです。

さっそくサンプルと資料を取り寄せ、試してみることにしました。最初飲んだ時はどうって事はないと思いましたが、効くと信じて飲み続けてみることにしたのです。

平成一九年五月からずっと天仙液を一日に一本（二〇cc）を、午前九時に一〇cc、午後九時に一〇ccに分けて、二回に分けて飲んでいます。

平成二五年一二月二八日で手術してから七年たちますが、現在もがんの発症はありません。ご飯は、食道と小腸をつなぐ手術をしたせいで胃が無くなったので、今は少量ずつ分けて食べております。朝昼晩と茶碗に軽く一杯ずつ、午前一〇時と午後三時にも少しずつ食べています。運動らしい運動はしておりませんが、毎日畑仕事に精を出しているので、それが運動の代わりになっていると思います。

手術後七年間、今でも予防で天仙液を一日一本

天仙液を飲む前には、治療目的であれば一日二本は飲むのがよいでしょうと言われまし

たが、高いものなのでなかなかいっぺんには買えません。手術してからは、今までずっと一日一本を二回に分けて飲み続けております。

よく、手術してがんを取り除いても転移したり、何年かしてから再発したという話は聞きますが、私は天仙液を飲み続けているおかげか、手術から七年経った現在も元気で生活ができています。

がんの再発予防だけでなく、天仙液はこれからもずっと健康の為に飲み続けていくつもりでいます。

胃がん

伊組　敦さん
（53歳・東京都）

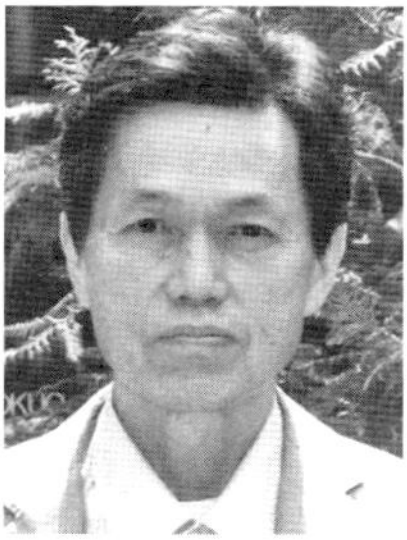

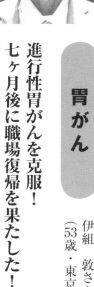

進行性胃がんを克服！七ヶ月後に職場復帰を果たした！

早期と思われた胃がんが、手術後に進行がんと診断

私は毎年、胃の検査を受けており、特になかったのですが、膨満感や体重の増加が気になっていました。昨年（二〇〇九年九月）の検査で遂に胃がん（噴門部）が発見され、早期がん（ステージⅠａかⅠｂ）と診断されました。

医師の治療の方針は、腹くう鏡での手術を行うということでした。昨年の九月一四日に入院し、九月一六日に胃の三分の二と周囲のリンパ節四二本及び胆のうを摘出し、食道の下部も三cmぐらいを切除しました。

九月二六日に退院した訳ですが、手術から二ヶ月が経った一一月一六日に、ようやく手術の生理検査の結果が出ました。結果は早期がんであると思われていたのが、ステージⅡとⅢの間の進行がんであることが分かったのです。取った胃の一ヶ所が筋肉層まで浸潤し、リンパ節の一ヶ所に転移が見られたとの説明でした。その上、医師から抗がん剤（ＴＳ－１）の服用も勧められたのですが、抗がん剤には不安があったので、大きなショックを受けました。

一年間服用とのことでしたが、一クール目は、副作用がひどく、三分の一は飲めませんでした。二クール目は、一クール目より飲める回数が減りました。やはり、吐気、嘔吐、けだるさはひどかったのです。何より希死念慮が出たことが不安に拍車をかけ、医師に伝え、服用は中止になりました。

その後は、病院での治療は何もなくなりました。ただし、自分で何もしなかったわけではなく、一つの方法がありました。それが抗がん漢方薬の天仙液だったのです。

そもそも天仙液を知ったのは、もともと漢方には興味があったので、インターネットで検索しているときでした。特に、元週刊ポストの編集長が食道がんになったときに、手術をせずに、天仙液を飲んでよくなったという点が印象に残りました。

まさに、副作用と希死念慮が出て、抗がん剤を続けようかと迷っていたこともあり、これにかけようと思いました。サンプルを送ってもらって飲んだとき、これは普通の薬とは違うという実感が持てました。

天仙液で再発、転移なし、この四月に職場復帰へ

最初は天仙液を一日に三本飲みました。体に馴染んだところで、次に天仙液強効型を一日三本と天仙丸一号を食後に飲みました。徹底的に天仙液に頼ったわけです。飲み始める

と、胃がん特有の胸のつかえも和らいだ気がしました。下痢や便秘に悩まされたのが嘘のように毎日、良い便が出ました。このことは精神的にも楽になりました。

手術後、約半年が経ったので、CT検査を行いました。リンパ節に転移が見られたとのことだったので、かなり不安はありましたが、結果、再発や転移はありませんでした。

医師は不思議そうな顔をしながらも、「最初が心配だったが、これでこのまま良い方へいくかもね」と言ってくれ、生きられる喜びや実感が湧いてきました。

CTの結果が出てからは、天仙液強効型を一日二本にし、天仙丸一号も続けて飲んでいます。白血球も手術後三〇〇〇しかなかったが、今では四七〇〇までに回復しています。薬は天仙液しか飲んでいないので、これもいい結果が出ていると思います。

おかげさまで、体調の良さを実感できています。食欲は出てきたし、快眠・快便です。精神的にも前向きになり、以前のうつ状態のときから解放されています。

昨年の九月から約七ヶ月（病休・休職）の間、職場を離れていましたが、この四月から職場への復帰が決まりました。今後も予防に向けて、天仙液の服用を続け、元気に定年まで働きたいと願っています。

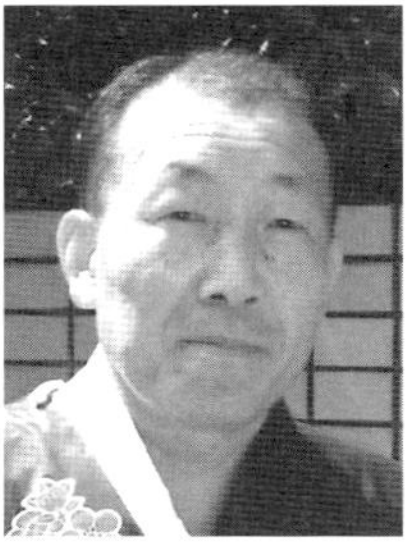

大腸がん

もう一人の私に導かれて……「天仙液強効型・天仙丸」に感謝！

西出 慶三さん
（66歳・大阪府）

末期がん患者として医師から見放されて……

私は平成二三年二月に地元の病院で大腸がん末期（四期）、肝臓と肺に転移していて余命三ヶ月と宣告されました。自覚症状はこれといってなく、腹部のふくらみが気になり病院へ行っての検査だったので、大変ショックでした。

担当医は、自分の見立てが正しいかどうかを確認させるため、他の大きな病院二軒で診察を受けるように言いました。そして、その時の検査結果と紹介状を二通ずつ用意して頂きました。二つの病院で、違う答えを期待して足を運びましたが、悲しい事に二軒の病院とも同様の見立てでした。

手術を行う事になり、二つ目に診てもらった病院でお世話になることにしました。二月下旬に、大腸がんのみ一五㎝切除しました。そして二五日間入院の後、退院して、通院にて抗がん剤を二週間に一度のペースで投与することとなりました。当時、転移していた肝臓は一四㎝の腫瘍の大きさがあり、肺には三㎝の大きさが三個ありました。最近、こんな大きながんを見たことがないと医師に言われたほどの大きさでした。

通院し始めて六ヶ月経過した九月のCT検査で、肝臓が一四㎝から六㎝に、肺が三㎝から二㎝になっていました。三ヶ月に一度の検査でしたが、その時は先生も私も大変嬉しく思いました。

しかしそれ以降は、一年一〇ヶ月余り、がんには何の変化もなく、先生の方でも何の治療もなしで話すらなくなっていました。最近では、末期がん四期の患者はもう見放されてしまったのかと思うようになっていました。

天仙液と天仙丸を飲み始めて三ヶ月で好転！

そのような折、忘れもしない平成二五年六月二〇日の事、昼間に自分の真横に「もう一人の私」が現れました。輪郭や聞こえてくる声からして、もう一人の私とわかりました。そして、そのもう一人の私は、私に「おまえこれでいいのか？」と言うのです。私はびっくりして何が何だかわかりませんでした

混乱している私にもう一度、「おまえ、本当にこれでいいのか？」と語りかけてきました。現在の自分の治療の事なら、私も今のままでいい訳ないのは十分理解しておりましたが、でも何をどうすればよいのかわかりませんでした。

これはきっと、「おまえこれでいいのか？現在の抗がん剤の投与で納得していて良いのか？」という問いかけかと思い、「はっ！」と気づきました。半年前にインターネットから漢方薬でがんに効く薬はないのかと調べた時に知った、がん治療に使用されている抗がん漢方薬「天仙液」のことを思い出したのです。

でも、その時は病気の事で頭の中がいっぱいでしたから、天仙液をその時に使用しようという気持ちがなかったのも事実でした。

六月二〇日に天仙液を飲めという事なのかと思い、居ても立ってもおられず、すぐに郵便局へ行き、天仙液強効型と天仙丸六号を申込みました。製品は一週間たらずで届きまし

た。初め強効型は、朝と夜に一本ずつ飲み、天仙丸は、強効型だけで身体に馴染ませてから、朝、昼、夜と二粒ずつから飲みました。

それから、三ヶ月経過した平成二五年九月の検査で、一年一〇ヶ月余り変化がなかった肝臓が六cmから四・八cmに、肺は二cmから一・五cmになっていました。二週間に一度の抗がん剤治療も行っておりますが、さらに食欲も落ちず、体重の下げ止まりもあり、あきらかに天仙液強効型と天仙丸の効果であると思っています。

今はあの時のもう一人の私にありがとうを言い、天仙液強効型と天仙丸に感謝の一言です。病気の中で今後の分岐点にさしかかっていた時、導いてくれたもう一人の私と、がんを小さくしてくれた強効型と天仙丸に感謝しながら、本年も一生懸命、天仙液強効型は朝、昼、夜の各一本ずつ、天仙丸は、朝、昼、夜に各四粒ずつ飲んでいくつもりです。

本当に有難く思っています。今後とも何卒よろしくお願いします。

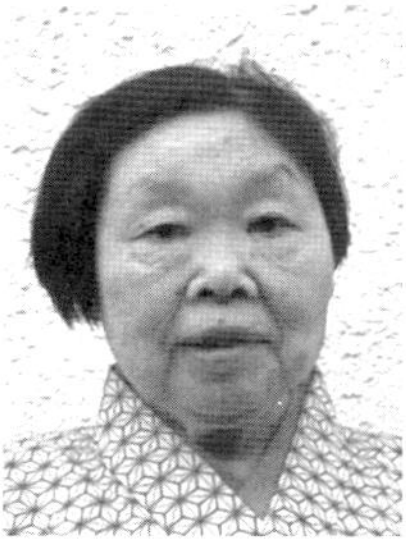

大腸がん

上行結腸がんの手術前に一〇日間飲んだ天仙液でステージⅢがⅠに！

博田ヨシミさん
（66歳・広島県）

がん宣告で以前に知っていた天仙液を思い出す

二〇一一年一一月二〇日、健康診断の定期検査で大腸にがんが見つかりました。いつもの定期検査のつもりでいたのに「がん」と知らされて、家族ともども、ただ驚くばかりでした。

検査の結果、上行結腸がんのステージⅢa、bとのことでした。その結果を知らされてからすぐ、一〇年ほど前から知っていた天仙液を飲み始めたのです。

というのも、私は漢方に関心があり、帯津良一先生が漢方などを使ったがん治療の病院が紹介されている記事や本を読み、先生の治療方法に賛同していたからです。

それと天仙液をつくられた中国の王振国先生と帯津先生が対談された本で『帯津良一・王振国対論　漢方ガン治療』という本を読んでいて、もしがんになったら帯津先生の病院で治療を受けようと思っていたくらいでした。

一〇日間でステージIになり、医師もビックリ！

でも、広島から埼玉県の帯津先生の病院まで行くのは時間的にも難しく、あまりにも急な「がん告知」でしたので、せめて帯津先生と王先生の対談された本にあった抗がん漢方薬の天仙液を飲むことに決めたのです。

そして一一月三〇日に結腸右半分切除、リンパ節郭清の手術を受けました。

ところが、手術前の検査ではステージⅢａ、ｂだったのが、ステージIに縮小していたのです。手術をした先生も驚いたようですが、私は天仙液を一〇日間飲み続けたおかげだと思っています。

しかも手術後に抗がん剤を使う予定でしたが、ステージIなので服用しないでいいということになったのです。もちろん、天仙液はずっと飲み続けています。

手術後も天仙液を飲み続けて下痢もなし

一一月三〇日に手術を受け、一二月三日にガスが出て、その日は重湯でしたが五日からは普通食になりました。しかも手術をして五日後で点滴も痛み止めもなくなり、体重は一・五キロほど減っただけでした。

同じ大腸がんの手術を受けた人に聞くと、二年間くらいは下痢をするのでパットやオムツをしなければということでしたが、私は一回だけですみました。

一二月一三日に退院できました。いちばん驚いたことは、手術の前と後の状態の違いです。ステージⅢだったのが、「天仙液」を一〇日間飲んだだけでステージⅠになったのですから。うれしくて「天仙液バンザイ」と叫んでいます。

※上行結腸がんについて

上行結腸とは、大腸の主要部分である結腸の一部で、右下腹部にある盲腸から上へ向かい、右上腹部で左に曲がり、横行結腸へつながる部分。

※ステージについて

がんの大きさ（T）、リンパ節への転移（N）、遠隔臓器への転移（M）の三つの要素でがんの進行度を表す指標として国際的な規約として使われているTNM分類をもとに、癌の進行度と広がりの程度を、一度に表わすことが出来るように作られた、がんの進行度分類。進行度で、0～Ⅳ（a、b）に分類。

直腸がん

新城朝吉さん（69歳・沖縄県）

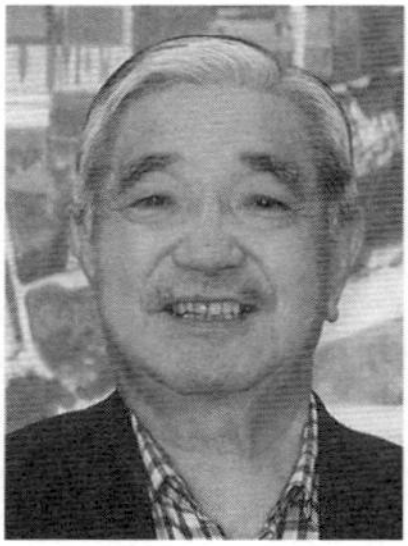

生きる夢と希望を与えてくれた「天仙液のパワー」にバンザイ！

手術後は合併症で排便、排尿機能障害

人生とは無常のものである。思いもよらぬ病魔が、いきなり襲ってきて、身も心も揺さぶってしまう……。

私ががんの宣告を受けたのは、平成二一年の八月のことでした。長引く便秘が気になっ

て大腸内視鏡検査をうけたところ、直腸がんとの診断を受けました。

担当医の説明によるとステージⅠで手術すれば五年生存率は八九・三％という説明に、心の動揺もなく、医者の勧めるまま、九月に手術を受けました。

ところが術後の合併症で排便機能障害と排尿機能障害に悩まされ、数ヶ月間「便と尿」との格闘が続きました。

術後三ヶ月毎の検査では腫瘍マーカーが少しずつ上がり、術後一年目平成二二年九月にはマーカーが八・一までに上がったため、ＰＥＴ検査とＣＴ検査を受けました。結果は「局所再発」と診断され、抗がん剤で治療し時期を見て再手術をするという治療計画が示されました。

『ガンを切らずに10年延命』の本に出会って…

がんは手術をすれば治るものだと思い込んでいた私は、それこそ雷に打たれた如く崖っぷちに立たされた心境で、がん治療に関する本を買い求め、情報を集めました。

現代医学のがん治療法は手術（切除）、放射線（焼く）、抗がん剤（殺す）の三大治療しかなく、いずれも副作用が強く、髪の毛が抜けたり、吐き気、嘔吐などでみるみる体力が落ち苦痛に耐えがたいとの体験記録を読み、抗がん剤も再度の手術も受けたくないと思い立った矢先に、関根進さんの『ガンを切らずに10年延命』という本に出会いました。

その本の中で、開発者の王振国先生は若い時からがんという難病治療の道なき道を切り開き、天仙液という漢方薬を開発された情熱と信念をお持ちでした。

中西医結合医療法という新しい治療法の実践を行い、今や世界二〇ヶ国六〇万人以上のがん患者に夢と希望と戦う勇気を与えているという現実に、私も天仙液にすがりつく決心をしました。

再発から二ヶ月、腫瘍が縮小していると診断

一〇月一日より天仙液を一日二本ずつ飲み始め、再発から二ヶ月後、平成二二年一一月六日にCT検査を受けました。

その結果、腫瘍マーカーが八・一から七・二まで下がり、一二月三日のCT検査ではなんと六・〇まで下がって、腫瘍が縮小しているという主治医の言葉に胸をなで下ろしま

した。

天仙液を開発された王振国先生に心から感謝し、天仙液のパワーにバンザイと叫びながら病院を後にしました。

今後とも天仙液を信じて、飲み続け治療に専念したいと思います。

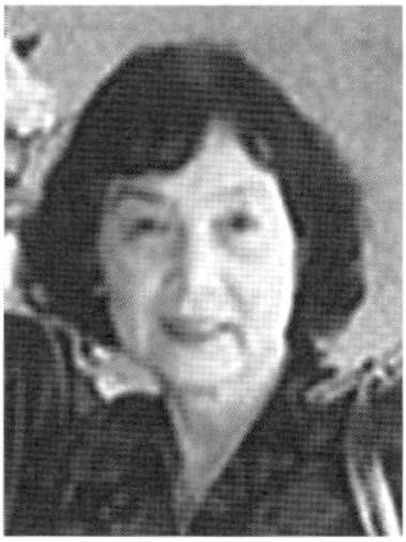

乳がん

森下和代さん
（東京都・児童作家）

乳がんからの転移（第五腰椎）がんを克服！二年後の今は元気いっぱい！

転移というのは現実！本当に治らないのか!?

「乳がんからの転移ですね。第五腰椎にがんが見られます。この転移は治らない」と、信頼するセカンドオピニオンの医師に暗い表情で告げられた二年前、私は初めて絶望感を味わいました。

その前に腫瘍マーカーがうなぎ昇りの一年半があり、主治医の国立病院医長が、あらゆる検査をしてくださっても原因が分からなかったのです。素人考えでペット検査を申し出て否定されたが、結局、他の病院で受けたペット検査が転移個所を特定してくれました。

一一年前の右乳房全摘手術の後は、「再発予防は自分しかない」と思い定め、御馳走は求める夫の分だけ、私は玄米菜食を通してにこにこと感謝の日々を過ごしてきた、つもりだったのです。

「がんの治療法は確立していない。森下さん、いいと思うものは何でもなさい」

親しくなった婦長さんの言葉で、友人知人が差し出してくれるもの、プロポリスなど健康食品もすべてを試みました。

全身温熱療法という厳しいものまで試して、結局、私が残したのが、玄米菜食と「天仙液」という漢方薬でした。

二年後の今は仕事もして元気いっぱい……

転移という現実!「治らない」、これほど病者を打ちのめす言葉はありません。思い出したのは一一年前に、リンパへ移っていると知って泣いた事です。（リンパで体中にがんが散っている。体中にがんが……）嫌なイメージが湧きます。親族が見つけてくれる病院、療法もただ聞くだけで疲れ果てました。「再発転移のときはお世話になろう」心の支えだった帯津三敬病院の帯津良一先生へ駆け込み、入院許可をいただいて、やっと心の平安を得ました。

ところが、三〇年顕彰し続けて、中央区が認めてくれた記念に私が書いた『わたしの長谷川時雨』の校正が上がってきました。「済ませてからいらっしゃい」帯津先生のお言葉に甘え勇気を得て、死を思いながら校正をしていました。

その時、「あなた、天仙液を止めてから腫瘍マーカー上がり出したのよ」親友の言葉に愕然としました。実は、これまで飲んでいた天仙液を、ある事情で止めていたのです。ホルモン治療法とゾメタの点滴が始まっていたが、同時に天仙液強効型六本（当時は一本一〇cc）を飲み出しました。

マーカーが面白いほど下がり、気力が出ます。二年後のいまは三本にしているが、仕事もして元気一杯の私を見て、誰もが「病気に見えない。そして、若い！」と言います。若返りの効果もあるのかしら、天仙液は……。

乳がん

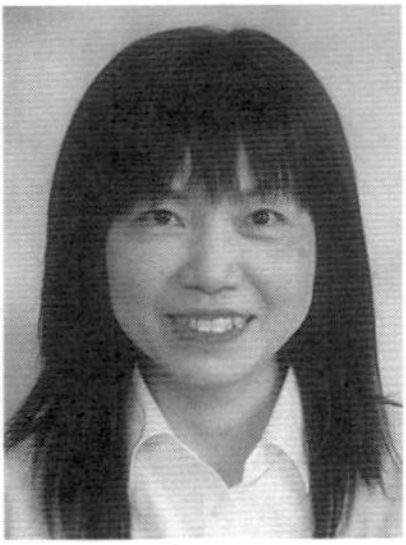

五ヶ所の乳腺がんが天仙液で消え、リンパ節に転移した腫瘍も壊死した！

木曽由佳さん（50歳・大阪府）

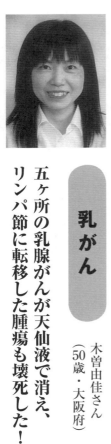

リンパ節への転移で抗がん剤服用後に手術の方針

昨年（平成二二年）の九月のこと。右胸にシコリを見つけました。これまでも乳がん検診を受けていましたので、乳がんとは思いませんでした。それでも心配で近くの病院で検査を受けたところ、この時は、汗腺かリンパ節の炎症と言われました。

ところが、その後もシコリが増え、「もしや乳がんでは…」と、大阪大学医学部付属病院で検査を受けたところ、検査結果は、やはり「乳がん」でした。

治療方針は手術後に抗がん剤の予定でしたが、リンパ節への転移が分かり、抗がん剤治療の後に手術ということになりました。ただ、大阪大学では何ヶ月も手術待ちとなるので、がん専門の彩都友紘会病院を紹介してもらって転院しました。主治医の先生は大阪大学から週一回来ていて、同じ医療が受けられるのです。

抗がん剤を開始してから間もなく、体がだるくなり、二週間過ぎたときから髪の毛が抜けて、爪が変色したり、出血がありましたが、体調は良くて、自営の写真館の仕事を手伝いながら抗がん剤治療を続けられたのです。主治医は抗がん剤がとても良く効いていると驚かれるほどで、私も抗がん剤がこれほど楽だとは思いませんでしたが、それには期待はありました。

天仙液のおかげで抗がん剤の副作用が軽減

実は、抗がん剤の副作用が少なかったり、食欲もあり、体調が良かった理由は、天仙液を飲んでいたからなのです。私が乳がんと診断された時、主人がインターネットでいろいろ調べて、天仙液のことを知ったのです。

主人は、抗がん剤治療による副作用の苦しみに私が耐えられるだろうかと心配して、天仙液をすぐに注文してくれました。飲み始めて一〇日後から抗がん剤が始まったのですが、髪の毛が抜けたり、爪の変色、出血などがあったにもかかわらず、体調は驚くほどよく、二㎝ほどのシコリがいくつかあったのですが、やわらかくなっていくのが分かりました。抗がん剤のつらさが軽く、体調が良いのは、まさに天仙液を飲み続けているおかげだと実感しました。

私の体調がとても良く、あまりにも状態が良いので、がんが消えているかもしれないとの主治医の予測で、早めにＭＲＩの検査を受けることになりました。天仙液を飲んでいることは主治医に伝え、了承を得ていましたので、抗がん剤との相性が良かったのかとも思われたのでしょう。ＭＲＩの検査結果は、乳腺がん（五ヶ所）が全部消えて、リンパ節に一つだけ残っているとの結果で、抗がん剤の最後の回は中止して、手術を早めることになったのです。

手術の際の病理検査の結果、五つほどあった乳腺のがんは全て消え、リンパ節に一つ残っていたがんは、黒くカラカラになり壊死していました。非常に良い結果で、再発のリスクも低いとのことでした。

がんに苦しんでいる一人でも多くの方が、天仙液によって、私のように救われることを心より願っています。

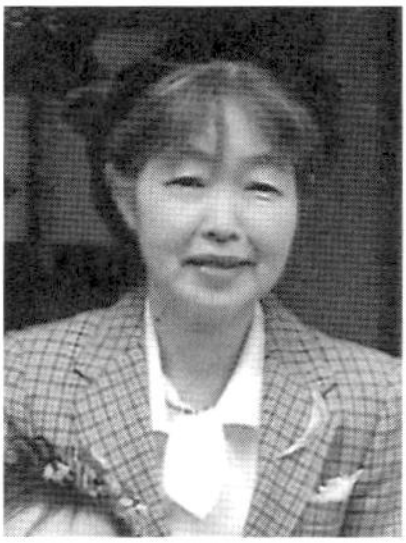

肺がん

肺腺がんから鎖骨部リンパ、脳へ多発転移したがんが消滅、奇跡の生還へ！

森岡真由美さん（62歳・兵庫県）

「肺腺がんⅡa期」と告知され「死」を思い浮かべて

平成二二年一〇月の職員健康診断でのX線撮影で異常を指摘され、総合病院で精密検査を受けることになりました。そこで、「肺腺がん」のⅡａ期であると告知されたのです。私が、六〇歳の誕生日でした―。

それまで私は、症状は全くなかったのですが、今思えば背中の重苦しさや疲れやすさなどがあったのは、そのせいだったのでしょうか。定年退職を目前に、大変なことになったと夜も眠れない日が続き、眠っても突然、夜中に目が覚めて、恐怖心がつきまとい「死」を思い浮かべたりしていました。

医師の治療方針は、早急の手術、抗がん剤治療、再発・転移に対する放射線治療、脳腫瘍への全脳照射、それに免疫療法の高濃度ビタミンC点滴療法、マクロファージ療法、温熱療法などが示されました。

まず、一一月にがん治療としては、内視鏡下による手術が行われましたが、激痛のために気を失ってしまいました。後日に知ったのですが、出血量が多かったために再手術を検討していたということです。術後、三ヶ月は激痛が続き、傷口がつるせいかベッドで横になれず、コタツで座ったまま朝を迎える日々でした。

そして放射線治療は、術後九ヶ月で縦隔リンパ、右鎖骨部リンパへの転移が見つかり受けました（二×三五回）。それで消失したのですが直後、左鎖骨部リンパ、脳への多発転移（六ヶ所）をしてしまいました。

そこで、何とかしたいという思いから、いろいろと調べましたら、有名な帯津良一先生が天仙液を推薦している本に出合ったのです。天仙液が日本でも入手できるということで早速取り寄せ、これに希望を託してみようと思いました。

放射線と天仙液併用で副作用が軽減、がんが消滅！

早速届いた天仙液を服用し、平成二四年九月からは、朝一本、午後三時に一〇cc、夜一本と天仙丸五号を一日に四粒×三回飲み続けました。脳への転移にはガンマナイフ治療を受けましたが、跡形もなく消えていたのです。さらに抗がん剤の治療後にはすべてのがんが消滅したうえ、副作用も軽減して、苦しい治療を何とか乗り越えることが出来ました。抗がん剤はリンパのがんには効かないと聞いていたのですが、まさに奇跡的だと思っています。

低体温の私は、天仙液を服用すると身体がポカポカと温まり、免疫力がアップして、体調も良くなり、体力の回復に努めています。

思えば、平成二二年一〇月に肺腺がんの告知を受け、一一月の肺腺がんの手術から、九ヶ月後の縦隔リンパ、右鎖骨部リンパへの転移、平成二三年一二月から放射線治療、さらに左鎖骨部リンパ、脳への多発転移、そして平成二四年九月の抗がん剤治療と、頭の中は真っ白で、絶えず死を思い長くは生きられないのではないかと思ってきました。

平成二四年一二月までに至る約二年間の闘病歴を振り返ると、よくぞがんを克服できたと信じられない気持ちでいっぱいです。本当に家族や職場の人たち、友人たちの励ましと、天仙液のお陰で今日があると信じています。

そして、何より私にとってがんを克服できた一番の効果は、幼い二人の孫たちの励ましの言葉でした。「おばあちゃん、今日は元気？」と毎日のように電話をくれて、面白いことを話して、爆笑させてくれたことなどが、精神的にも励ましとなりました。

今は、奇跡的に全てのがんが消え、苦しんで頑張って来た日々を思うと、嬉しすぎて夜も眠れないほどです。今年は体力の回復に努め、生活を楽しんで過ごすつもりです。これからも気を緩めず、天仙液を服用していきます。そして、来年四月には仕事を再開する予定でおります。

現在、がんと闘っておられる方にお伝えしたいことは、「絶対にあきらめないこと」です。「治したい！もっと生きたい！」という気持ちを持ち続けることが一番大事だと思います。

澤田忠一さん
（81歳・兵庫県）

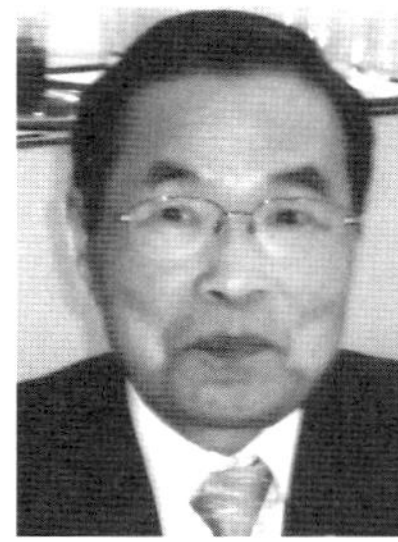

肺がん

天仙液と出会えたことで絶望の淵から希望が見えた！

手術後一年で再発、絶望の淵に追いやられた

　平成一八年暮れに、胸部に大きな影が見つかり、かかりつけの先生に、すぐに専門病院で精密検査を受けるように厳命されました。その時、院長先生の顔色が変わっていましたので、これは大変な事だと感じました。

　年が明け、正月早々から精密検査を受け、肺腺がんⅡｂと判定され、すぐに手術となり、右肺上葉を切除されました。幸い順調に経過し退院できました。

　その後、楽しい一年が過ぎましたが、翌年の平成二〇年二月に再発が見つかりました。左肺に一個と肺門に五～六個見つかりました。それから、苦しい抗がん剤治療が始まりま

した。治療の途中には、白血球の減少など、血液の状況が悪くなったりして、入院期間も延びました。抗がん剤の副作用から、頭髪は無くなり、足裏がぴりぴりと痺れたりするなどしました。

抗がん剤治療の終わり頃に、ＮＨＫの健康講座を見て、私のような肺がん再発患者の厳しい現実を知りました。それは治癒率が一％で、五年生存率五％ということでした。抗がん剤治療を受けると五年生存率が一九％まで延びるとの事でしたが、私もこれで人生が終わるのかと、絶望に近い気分になった事を思い出します。

それから私の薬探しが始まりました。その時に出会ったのが、「天仙液」です。これは良さそうだと思ったのですが、日本で承認されていない事と高価な事で、色々悩みました。しかし、我が身は追い詰められている気分ですから、効果が無くてもともと考え、飲んでみることにしました。家内に相談したところ、中国の薬で、日本では未承認の薬は信用できないから、やめるように言われました。

でも、私にはこれ以外の薬は無いと思えましたので、個人輸入の手続きをして、抗がん剤治療が終わって退院した七月から飲み始めました。当初は一本を朝と夜に分けて飲み始め、その後は、朝と夜に一本ずつ飲み、時には朝昼夜に一本ずつ飲みました。飲み始めてから毎日、日記に飲んだ時間と量を書くことにしました。この習慣は今も続いています。

その年の一一月の定期健診で、担当医から結果説明を受けたのですが、先生は不思議そうな顔をしながら、「どこを探してもがんが見つからない。おかしな事がおこるもんだ」と言われました。私は、担当医に天仙液を飲んでいる事を、話していなかったので、『抗がん剤が良く効いたんですね。』と言わざるをえませんでしたが、心の中では、『やったぁ！』と思った事を覚えています。

その後は、昔のようにゴルフを楽しめるようになり、先生とゴルフの話をしながら定期健診も楽しめるようになりました。

あれから六年、定期健診で再発の恐れなしと診断

あれから六年、その後の定期健診では、がんの影は見つかりませんので、いつも先生から「不思議やなぁ」と言われています。しかし、私のような再発患者は、また再発する恐れありということで、五年間何事もなく経過しましたが、相変わらず定期健診は受けるこ

とにしています。担当の先生には、今も天仙液を飲んでいることは説明していません。悪いなと思いながら言えずにおります。

私は、手術や抗がん剤治療入院の頃は、コミュニティの役員を何個か受け持っていましたので、みんなの知るところとなり、私が後何年生きるか関心をもってみていますよと言われていましたが、只今は元気そのものです。

私のところへ天仙液の事を聞きに来られて、教えた人が数人おられますが、私が日記を見ながら説明するとものすごい効果があるように聞こえるようで、みんな購入されたようですが、少し調子が良くなるとすぐに無理な事をして体を痛められるようで、亡くなられた人が多くおられます。全快するまで無理をするなと言うのですが、効果がありませんでした。ですので、この頃は、積極的に人に言いふらすことを止めています。折角の薬なのに、使い方によって、残念な結果に終わっても困るからです。

私の現在は、年間二セット（六〇本×二箱）のペースで飲み続けていまして、普段は農業や家事のかたわら、ゴルフを楽しんだり、地域老人会の共同作業なども行うなど健康な毎日が送れています。調子が良いので、このままのペースで飲み続けたいと思っています。

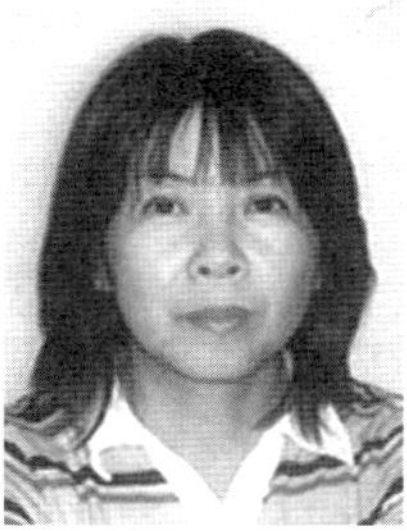

膵臓がん

手術不能のがんで、絶望の淵から救ってくれた天仙液に感謝！

榎田富美代さん（50歳・鹿児島県）
報告者／姉・築志津代さん

「絶対に救う！」との信念で家族の絆が強まる

私の妹は五〇歳になった節目だからと、気軽な気持ちで健康診断を受けたのです。その結果、なんと「膵臓がんのステージⅣで手術不能です」と医師から宣告されたとの報告を受け、私たち家族全員、悲しみと生命の儚さを感じて、絶望の淵に陥り、妹のがんという病気を受け入れることができなかったのです……。

何故なら、二年前に母をがんで亡くしたばかりで、悲しみが癒えぬまま、今度は妹の診断を知る羽目になるなんて……。

どうして、こんなにも悲しく、辛い事が続くのだろうと、泣いてばかりの日々の中にいました。

　でも、がん宣告を受けた数日後に、叔母が『インターネットで知ったけど、天仙液という漢方薬があるから、試してみないか？』との連絡が入り、妹が助かるのであればどんな事でも受け入れ、実行していこうと決心しました。救いたいとの思いから、良いというものは何でも試そう、絶対に救うぞとの信念で、家族の絆が強くなったのも確かです。

CT検査の結果五×六㎝がんが二㎝で縮小！

　六月二三日、待ちに待った天仙液が送られてきて、飲んだ後、『体全体に染み渡る感じだ』と嬉しそうに飲んでいる妹の顔には安堵の表情が見え、皆で嬉しさと安心感でホッとしたひと時でした。

　五月から七月にかけて、四箇所の病院で検査入院し、ようやく八月に入り放射線（一日二回の計四〇回終了）と抗がん剤のＴＳ－１（一日二回服用）の治療が開始され、ＴＳ－１は一旦八月二三日で終了して、再度九月五日から二週服用、二週休薬という形で続行しました。

この治療の効果判定が、九月二六日に出ました。ＣＴの検査が行われ市立病院で五×六cmといわれたがんの大きさが二cmに縮小し、今後の経過次第で手術も可能と言われたのです。ただ、「太い血管への浸潤はありますが…」という医師の言葉がありましたが、希望に繋がる効果だったので、がんの消失も近い感じがしています。

天仙液を飲み続けて、一ヶ月そこらの治療での回復の早さは、私たち家族はもとより、妹も天仙液の力だと確信しています。家族にやっと笑顔が戻ってきました。

この難治性のがんとどう戦い続けていくのか？　途方のない日々がこれからも続くと思いますが、天仙液とともに、今日一日を大事にして希望を持ち生きていこうと妹と話しています。有難うございます。感謝の中で……。

■その後のご様子「なんと、ミリ、ミクロンレベルにまで縮小！」

先日お電話にて、お姉様から現在の検査結果のご報告を頂きましたので、報告致します。

平成二五年一月四日より二週間の検査入院をされたそうで、ＣＴ、腹部エコー、ＭＲＩ、ＰＥＴ、超音波、内視鏡の検査を受けられました。

《結果は、どの検査でもなんと一cmにも満たないミリレベルかミクロンレベルにまで小さくなっておりました。主治医の先生からは、「抗がん剤が効きましたね。画像には腫瘍が写っていませんが、小さくてもまだ芽があるので、この大きさならば手術出来ますよ。ただ、手術となると胆嚢を全摘し血管も二本ほど切ることになるので、一〇時間程時間を要します。一月三一日なら手術出来るので、是非やりましょう。手術が出来る事はすごくラッキーな事ですから…」と天仙液を併用していた事を知らない主治医の先生より手術を勧められました。

自宅に戻ってから、家族と親戚で話し合った結果、「ここまでこられたのは、天仙液のお蔭。抗がん剤だけだったら、どうなっていた事か…。手術は延期か中止の方向にしよう」と決めました。そして本人より先生に伝えました。今後は通院で検査をする事になりますが、手術なしでの回復はありませんと先生に念を押されました。

抗がん剤治療中は一日に三本飲んでいた天仙液を現在では、身体の様子をみながら一日に一本から二本飲み続けております。》

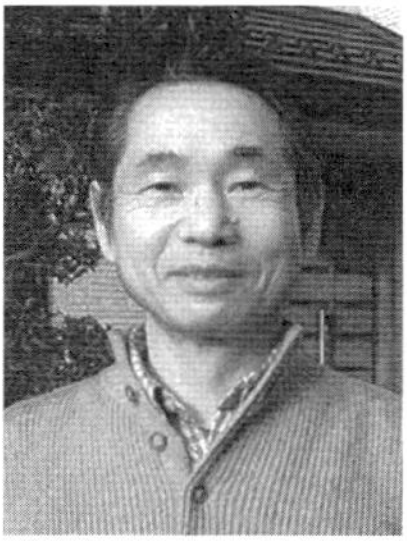

前立腺がん

天仙液とマクロビオティック食養生法でPSA値が劇的に下がり生還！

土屋盛一さん（62歳・千葉県）

「腫瘍摘除が一番」という医師の言葉にショック

「初期がんです」

この冷徹な響き持つ言葉を耳にしたのは、病気知らずの頑強な身体に絶対の自信持っていた私が、三六年の公務員生活を終え、これから好きな旅行でも楽しもうとしていた矢先でした。

PSA値が五・七五と異常な数値を示していたので、病院の前立腺生検を受けた結果、「前立腺がん」と告知されたのです。担当医は「グリーソンスコアー、PSA値、PSAのF／T比…」などと難解な医学用語で説明をしていきます。

検査報告書が何かの間違いで「異常は見当たりません」との医師からの言葉を期待して

いましたが、前立腺に一四箇所もの針を刺し、その組織を採取し、細胞の検査したところ、無情にも一本の針からがん細胞が見つかってしまったのです。

「初期がんですので、どのような治療でも一〇年位の生存は大丈夫ですが…」との好意的な言葉も上の空でした。

初期がんとは言え、三～四㎜のがんがあるのは間違いのない事実なのです。ショックで担当医にどうして言葉を返していいのか、私は言葉を捜していました。一瞬、沈黙がその場を支配していました。

「先生、先生だったらどうしますか?」

「腫瘍摘除が一番良いでしょう」

「考えさせてください」

邱永漢先生の著書にあった天仙液に賭ける!

その日から、私のがんとの闘いが始まりました。「がん」を調べれば調べる程、治療しても多くの患者は転移や再発を繰り返しているのです。「がん」の完全治癒は難しく、五年・

一〇年生存率という言葉を使うのです。一〇〇％治癒することは稀なようです。

その時、幸運にも私は邱永漢先生が著書の中で書かれている、王振国先生の開発したという漢方薬の天仙液を思い起こしたのです。この漢方薬に賭けてみよう。

忘れもしません、二〇一〇年九月一一日、待望の天仙液が届き、早速飲み始めました。同時に、インターネットでマクロビオティック食養生法と出会い、私はこの両方の組み合わせによる活用を思い立ち、この厳格な治療をこれまで実施してきました。

完治を信じて天仙液と食養生法を続ける

そうしたところ、幸運にもＰＳＡ値が劇的に下がり、正常値になったのです。私のがんは消えてなくなってしまったようです。その時、私は「がん」からの生還を確信しました。

今のＰＳＡ値は「一・四一、一・七五」と、まったくの正常値の範囲に終始しております。「正常値の範囲内です。良かったですね」との医師の言葉が、いまも忘れられません。

明るい未来が、私の前に開かれてきたのです。完治を信じ、天仙液の飲用とマクロビオティック食養生法の実施を根気強く続けていく所存です。

海外編

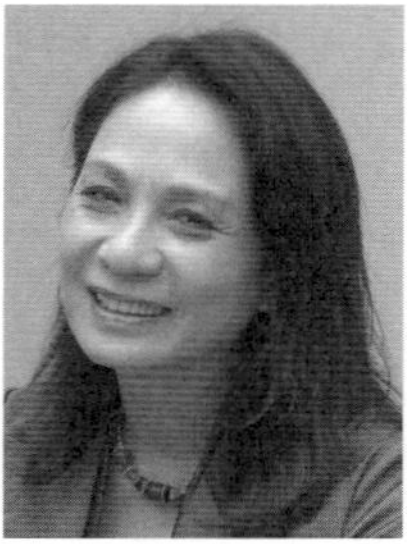

子宮がん

子宮全摘出を拒否して、子宮頸部円錐切除後に天仙液を飲んで克服した！

イディス・シーさん
（58歳・サンフランシスコ在住）

医師の機械的な言葉に反発、選ぶのは自分

一九九七年一〇月、生理の乱れと倦怠感が続いたため、婦人科で検査したところ、「子宮がん」と宣告されました。八年前、夫を一人残し、子どもとともにアメリカに渡ったのですが、その生活にも慣れてきたころでした。夫の母ががんで亡くなったため、日ごろから食べ物には気を遣い、運動も欠かさず行うなど、規則正しい生活を心がけてきたのに、「なぜ、私ががんに！」検査結果を電話口で聞いた時は、ショックを受けました。

その後、病院で医師から、五年生存率の範囲内で、可能な限りの治療法をすべて説明されました。スラスラと機械的に語る口調から、「私は一人の人間ではなく、こういう病院

のシステムのなかで、がん患者というのは、機械的に扱われるものなのだ」と痛感しました。もちろん、あくまでも自分の意思で治療法を選ぶのは、アメリカでは当然ですが、医師の言うことだけを鵜呑みにするのではなく、自分で徹底的に調べ上げてから、治療法を決めようと思いました。

そこで、私が選んだのは、子宮頸部円錐切除術という部分切除手術です。早期発見であったため、全部摘出する必要はありませんし、生殖器の場合、摘出してしまうと、一生ホルモン剤を飲まなければなりません。子宮という女性の機能をなくしてしまうことは、絶対に避けたかったからです。

手術後、医師からは「転移を防ぐために、何年かしたら子宮も卵巣も取ってしまったほうが安全」と言われました。でも私は、女性として自信を喪失してしまう人も多いので、子宮は絶対に残そう、そのためにがんと闘っていこうと決心しました。

しかし、その後、ハプニングが起こり、手術痕から大量に出血して、止まらなくなってしまったのです。すぐに自分で車を運転し、病院に向かいました。手術をして傷口を治療しましたが、あと五分、病院に着くのが遅ければ命がなかったそうです。

運の良さに感謝したものの、さすがに不安になりました。そこで、この一件の直後、九八年の一月中旬から天仙液を飲み始めることにしました。

天仙液を飲み始めて子宮も卵巣も取る必要なし

そして、一ヶ月後の二月中旬、旧正月を祝うため故郷の台北に戻った時、当地の主治医に検査を受け、その時々の治療を受ければ十分で、「子宮も卵巣も取る必要はない」と言われました。さらに、アメリカに戻ってからも同じようにセカンドオピニオンを求めたところ、「必要なし」とのこと。これで、ようやく安心したのでした。

しかし、その九ヶ月後、天仙液を中止していたら、乳腺にがんが発見されました。再び乳房の一部切除、放射線治療を合計三三回当てましたが、その副作用で体調がかなり悪くなってしまいました。途中で天仙丸と天仙栓を追加して、さらに漢方医のマッサージを受けたところ、副作用が軽くなり、食欲も湧き、気持ちにハリが出てきました。

それからは「夫と子供たちのために、絶対に治してみせる」と決心し、無事に治療も終え、元通りの生活に戻ることが出来ました。今ではとても元気に楽しく暮らしています。

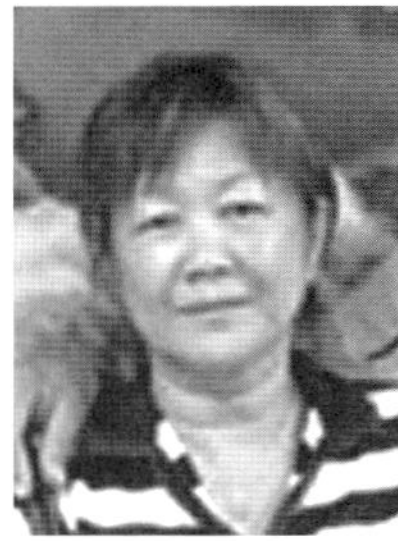

卵巣がん

大きな腫瘍に医師は手術をと診断、他の治療法を探して知った天仙液で縮小！

符芙蓉さん（53歳・シンガポール）

検査の結果、卵巣にサッカーボール大の腫瘍

二〇一〇年三月初め、下腹部が重苦しく頻尿になるなど、下半身に違和感を覚えました。二〇一〇年三月九日、念のために受けた病院の検査で卵巣に二つの腫瘍が見つかり、医者から産婦人科での精密検査を勧められました。

この検査結果を別の医者にも見せたところ、卵巣、子宮、肺のマーカー値と毒性が高く、非常に強力な細胞のため、やはり産婦人科で検査を受けた方が良いと言われました。

二〇一〇年四月九日、産婦人科病院のＣＴ検査で卵巣の中にサッカーボール大の腫瘍が見つかりました。先生には、まず手術で取り除いてから腫瘍の性質を検査した方が良い、

と言われました。

「サッカーボール大の腫瘍がある」と聞かされてから、怖くてどうしていいか分からず、毎日泣きました。それを見た二人の娘も、私と一緒に泣く事しかできませんでした。

手術に拒絶反応、漢方薬の天仙液に賭ける！

手術に対する恐怖心から、「手術」という言葉を聞いただけでも涙が出ました。手術に代わる他の治療法を探しました。そんな時、健康雑誌で天仙液という漢方薬を知って、資料を取り寄せて説明を聞き、「これだ！」と思って、毎日たくさん天仙液を飲みました。

天仙液には十数種類の抗がん効果があり、標準治療と組み合わせることができることを数多くの研究報告が示しています。天仙液には「正を扶け、邪気を取り除く」効果があります。つまり、正常な細胞を傷付けずにがん細胞の自然死を誘発することができる上に、免疫力を高めてがん細胞の増殖を抑制し、体質を改善してくれるといいます。

二〇日位が過ぎた頃、私は別の病院で検査を受けてみました。その結果、全く予想外のことが医者から告げられました。

腫瘍が卵大くらいに縮小、手術の必要もなし！

「腫瘍が非常に小さくなり、二個の腫瘍を足しても卵くらいの大きさになっている」と言われたのです。さらに、更年期になって生理が止まれば自然と腫瘍は消えてなくなるので、手術の必要もなく半年後に再度検診を受けるだけで良いとのことでした。

私は、たったの二ヶ月で腫瘍がこれほど小さくなったのは、天仙液のおかげだと確信しています。早く治したい一心で一日四本も飲み、たったの二週間で腹部の重苦しさも無くなりました。

腫瘍があると言われてから、体を気遣い、食生活を改め、野菜や果物を多く摂るように心掛けました。毎日天仙液を飲み続けているおかげで、良性腫瘍が悪性に変わることもありません。食欲、睡眠、精神状態などもずっと良好です。

でも、私の身体にはまだ小さい腫瘍が残っていますが、上手く共存できています。腫瘍があることを忘れる時もあります。夫と子供たちが支えてくれたおかげで、苦しかったときも希望を捨てずに頑張れたと思います。

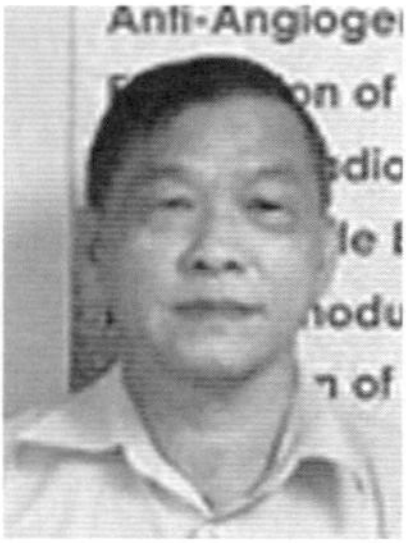

肝臓がん

手術をしなければ余命半年…天仙液を飲んで手術を受け、一四年間も元気に！

李天送さん（59歳・シンガポール）

手術をしなければ余命六ヶ月と宣告

家庭と仕事、すべてが順調に行っていた時に受けた突然の余命宣告。あれから一四年が経ちましたが、今でも昨日のことのように覚えています――。

一九九四年に雲南省を旅行中、食事の時に右脇腹に突然、痛みが走りました。それ以来、日を追うごとに肝臓付近が強い痛みに襲われる回数も増えていき、日々の痛みや発熱、食欲不振のせいで、体重が七三kgから六一kgに激減したのです。

一九九六年一月一日、食事が摂れないほどの痛みがまた右脇腹に起ったため、病院で検査を受けました。結果、肝臓に大きさ七・五cmのがんが見付かったのです。他の病院の検査でも、「すでに骨に転移しているため手術ができない」と言う先生もいれば、「すぐに手術をすれば五〇％の確率で助かる」と言う先生もいました。

手術をしなかった場合の余命は六ヶ月と宣告、例え手術をしても一～二年後に再発する可能性が高いと言われた私は、「何をしても死ぬことになるのか」と絶望に打ちひしがれたまま、病院を後にしました。

王先生のセミナーで知った天仙液の効果

それは一九九六年三月、ある抗がんセミナーでの出来事でした。私は天仙液の開発者である、王振国教授とお話しできる機会に恵まれたのです。その時、王教授が「あなたは出来るだけ早く手術をする必要があります。手術前に天仙液を飲むことで、腫瘍を抑制して体力をつけることが出来る。手術後には体力の回復と免疫力を高め、がんの再発を予防してくれる」と、アドバイスをしてくれました。

王教授の言葉に自信を与えられた私は、手術を受けることを選びました。

天仙液服用開始から二〇日後の一九九六年六月五日に手術が行われました。手術後、私が目を覚ました時、「七・五㎝あった腫瘍が手術で三㎝まで小さくなりました。胆石があったため肝臓は4分1ほどしか切除せず、胆石も一緒に取り除きました」と説明を受けました。腹部を〝人〟型に切り開くほど大きな手術だったため、二一日間の入院が必要でした。

身体の回復は予想外に早く、六日目には自分で歩けるまでになり、先生もビックリしていました。私には天仙液のおかげだということが、はっきり分かっていたので、手術後も天仙液の服用を続けました。

がん宣告から一四年生きたのは妻のお陰

がん宣告から一四年……今思い出すと、あの頃一番苦しかったと思います。でも、無事に生きられたのは、妻のお蔭だと信じています。

今では語り草になりますが、一九九六年の時、検査をしてくれた先生から、手術をしても二年しか生きられないと言われました。二年後、再度会った時、今度は四年しか生きられないと言われました。四年後に再び会ったときには余命七年と言われました。でもそれ以降、その先生と会うことはありませんでした……

脳腫瘍

手術以外の治療法を求めて天仙液と出会い、腫瘍が一年間で消えた！

モハド・ザキザカリアさん
（46歳・マレーシア）

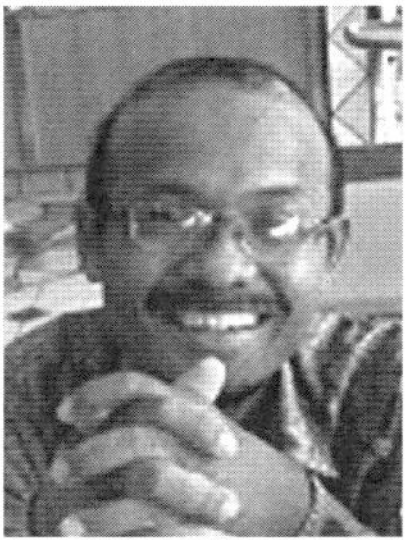

手術の成功率五〇％と宣告された時の決断

二〇〇二年から、よく頭が重い、頭痛などの症状が出ていてストレスのせいかと思い、翌年に学校の職員に転職しました。

二〇〇三年五月頃、頭痛がさらに頻繁に起きるようになり、視力も下がって、しかも左瞼も下がったせいで目が開かなくなったので、クアラルンプール中央病院へ診察を受けました。検査の結果、下垂体に三～四㎝腫瘍ができていると診断されました。

脳腫瘍の一種で、腫瘍はどんどん大きくなり神経を圧迫するせいで頭痛が起こり、左の視神経まで圧迫されてしまった場合は、左目の視力と視野も障害が起こり、重い場合は失明を引き起こす事があると医師に言われました。

脳腫瘍の悪化を避けるため、医師に摘出手術を勧められました。手術の成功率は五〇％しかないと言われ、仕方なく手術を受ける準備で入院しました。

入院の間、妻はずっとそばにいてくれて、精神的にも生活的にもよくサポートをしてくれました。同時に、手術を避けるため、いろんな医者を訪ねたりするなど、手術以外の治療法を一生懸命探してくれました。

雑誌で天仙液の記事を見た瞬間、強い関心

そんなある日、病院内にあるマレー雑誌に掲載されている抗がん漢方薬の天仙液に関するがん治療効果の記事を読みました。数多くの抗がん薬と健康食品が売られているのに不思議な事ですが、私はこの抗がん漢方薬だけ強い関心を持ちました。早速、妻に相談し、医師である親戚に尋ねた結果、漢方を用いて治療する事に賛成してくれました。

そして、親戚の医師の励ましで、天仙液を飲んでみることにしました。当時の私は、精

神的に参っていたせいで、身体も衰弱していました。天仙液を飲み始めた頃、飲んだ数時間は、依然としてひどい頭痛が続くので、ちょっと不安がありました。

しかし、妻はきっと薬の効果によるものだと信じ、冷静にしばらく飲み続けるようにと励ましてくれました。その励ましが功を奏し、弱気な私も前向きに頑張れるようになりました。

二週間後、左目はだいぶ楽になりました。その様子を妻に話したところ、彼女は私の目をみてうれしそうに、「目を開けられるようになったね!!」と言ってくれて、二人で大はしゃぎしました。

天仙液を飲み続けて一ヶ月で腫瘍が縮小

さらに一ヶ月後の再検査では、病状が改善されて、腫瘍も一㎝らい縮小したことで医師も驚いていました。腫瘍が小さくなったため、神経の圧迫も改善されたおかげで目を開けられるようになったのだと医師が説明してくれました。その説明を聞いて、さらにこの抗がん漢方薬を信じ、その上、普段の飲食にも気をつけるようになりました。

一年後、二〇〇四年三月のCT検査では、脳腫瘍は完全に消えたとの結果がでました。そして、同年七月のMRI検査も異常なしとのことでした。仕事も同じく学校の職員に戻り、順調に元気を取り戻せたのは、妻のお陰です。これからも家族で、幸せな日々を過ごしたいと思っています。

肺がん

林玉好さん
（51歳・台湾・台北県）

肺がんから脳に転移して、手術は不可能と診断された転移がんを克服！

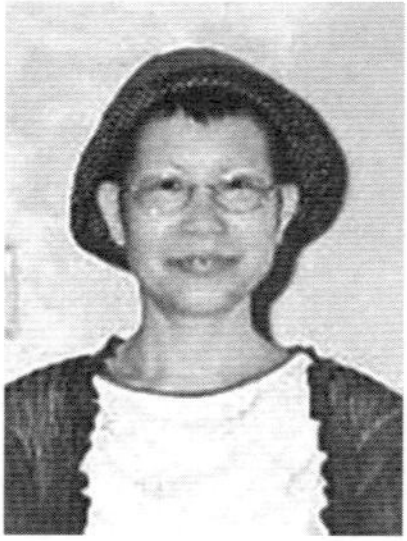

大らかな気持ちで、がんと闘うゆとりをもたらしてくれた

ある日、突然、左手の指に力が入らず、物も持てなくなり、右手でしか家事ができなくなりました。翌日、脳のCT検査を受けると、すぐ家族に連絡するようにと言われ、栄民総合病院へ転院することになりました。

検査の結果、肺がんから脳に転移しており、運動神経が圧迫されていると説明がありました。入院して治療しないと、余命三ヶ月から八ヶ月、長くて一年くらいと告げられたのです。そして、脳には無数の神経があり手術が困難なために、一二回の放射線治療を受けることになりました。八回目の治療の後、髪を洗うと海の砂場に植えた草のように、あっと言う間に抜けてしまいました。

さらに、放射線治療中は、めまいこそしなかったものの、反応が鈍くなり自分の身体ではないような感じでした。次に抗がん剤治療が始まり、軽いものと重いものを交互させながら三週間、合計六クールの治療を受けました。

その後、外科の主任医師により人工血管の手術を受けることになっていましたが、白血球が一九〇〇しかなかったので手術を中止して、取りあえず、すべての治療が終ってしまったのです。

その少し前、兄が香港に仕事で行っていて、漢方薬の天仙液を知り、世界総販売元から購入してくれました。

私が病院の閲覧室で『がん治療の壁を破るのはやっぱり漢方だった！（中国語版）』と

いう本を偶然見つけ、書籍にあった連絡先に問い合わせてみると、簡単に入手できる方法があると知ったのと同時でした。

それからは苦労せずに薬を購入することができました。天仙液は一日六本六〇cc（当時一本一〇cc 現在は一本二〇cc）服用して、放射線治療と併用していました。その結果、めまいなどの症状がなく、ちょっと反応が鈍くなる程度で済んだのです。

重い抗がん剤治療のときにも、二日目の午後から吐き気、嘔吐はしますが、天仙液を飲んでいたおかげで四日目には症状が緩和されました。治療中、一番つらかったのは、気管支内視鏡による検査と、右側に人工血管を植えるための手術、重い抗がん剤治療による二、三日の吐き気でした。

そして三ヶ月後、六ヶ月後の定期検査では、医師から異常なしと言われました。「がんとの闘い」、これは運命だと思います。でも、この闘いのなか、多くの友人にも恵まれて幸せでした。天仙液と天仙丸5号の併用によって、髪の毛も黒く、以前より若返ったような感じです。

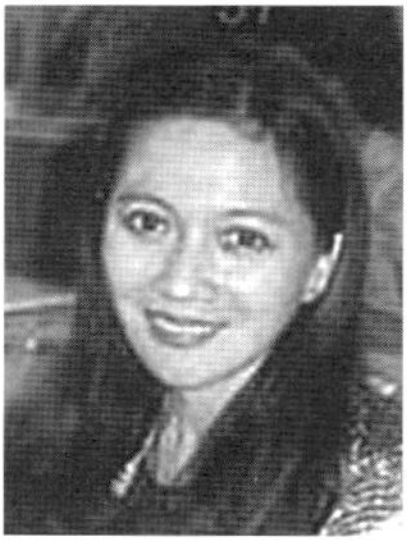

膵臓がん

「余命半年」宣告から「抗がん漢方」のお陰で生還できた！

マリベル・リムさん（38歳・フィリピン）

手術を拒否して天仙液を信じる

ＭＲＩ検査で「すい臓がん」と診断され、このままでは余命は半年、最大でも一年しかないと宣告されたときは、死刑を言い渡されたように、パニック状態に陥りました。唯一感じられたのは、涙の流れでした。

医師からは、それほど進行していないから、腫瘍部分を切除する外科手術ですむと言われました。それは、もっと長く生き残る方法だと分かるけれど、私は信じる宗教上の理由とその教義で、他の人の血と混じることがタブーとされているために、輸血を拒否することは絶対守らなければならないので、手術という治療方法をやめました。きっと他の治療法があるはずと信じて、専門家に尋ねたり、図書館に出かけて多くの関連本を読み漁りました。そこで、別の治療法として「代替セラピー」を見つけました。

熟読したあと、「手術はがん治療の唯一の方法ではない」ということには同感しました。がんの部分ばかり注目することではなく、身体の全身に気を配って、生活の基本、暮らし方、生き方から変わるべきという説明がありました。健康な人より、厄介な事態に直面する人に対しては、強固な意志と忍耐力は、決して欠かせないものです。

どんな圧力を感じるとしても、熟考したうえで決定することが大事だと思っています。ですから、余命と宣告されてから、残りわずかな時間内で一分一秒を争い、生きたいという信念を燃やしていくべきだと考えました。

ある日、信仰する教会の知り合いから、がんを研究している医師を紹介されました。そこで、中国の漢方薬の「天仙液」という薬のことを知りました。資料の詳しい説明により、中国の漢方薬の基礎は身体の持つ抗がん能力を高め、正気を養う作用も働くと聞いて、その前に見た本の「代替セラピー」のことを思い出しました。まさに代替セラピーは、中国漢方の天仙液のことではないかと感激しました。

早速入手して、天仙液と天仙丸6号を服用したところ、数週間後、内側から効果が感じられました。身体の黒い毒素がなくなり、体調が良くなっていきました。

天仙液を飲み続けているお陰で、検査の結果もがんが縮小していると告げられ、やっと、がんという悪魔から逃げ出せたように安心しました。医師は私が回復したという事実を、非常に驚いて、「手術せずに治った人は一人もいない」と何回もつぶやきました。もし、私が信仰上の問題がなければ、最初の段階で手術を選ばざるを得なかったでしょう。神様を信じて、運命づけられているようで、天仙液と出会ってから現在、余命半年を宣告されて二年が経ったけれど、元気で生きています。天仙液のほかに、栄養補助食品やバランスがよい飲食習慣で身体をつくり直しています。

健康な心を保つ、自信を持つことで、きっと乗り越えられると信じました。これから、この病気が完治するまで、ずっと信頼した王振国先生の天仙液を飲み続けていこうと決意しました。

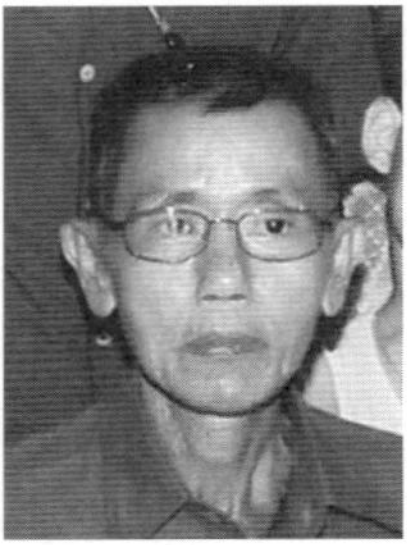

肝臓がん

飲み始めてすぐ、痛みが消えて生きる勇気と希望が湧いた！

ブン・サァニーさん（62歳・タイ）

娘の励ましと「天仙液」が闘病の支え

私は、生まれてから病気で一度も入院治療を受けたことがなく、たとえ普通の風邪や病気にかかっても、二、三日で治せる体質だと健康には自信がありました。まさか、自分が肝臓がんと診断されるとは想像さえもしなかったことでした。絶望感、恐怖感を味わいながら、はじめて「死」というものが近づいてくるのを実感しました。

がんの診断を受けた翌日、バンコクにある国立病院で再度、検査を受けに行く車の中で、これからどのように日々を送るのか、このような難病でどれほど子供たちに迷惑をかけてしまうのか、と思い込むようになりました。鬱々《うつうつ》としている私の様子を見た娘は、真剣な表情で「もっとがんと闘う心を持って。私たちのために、もっと勇気を出してください。ずっと隣で支えているから、一緒に頑張ろうね……」と話してくれました。

入院して手術を受けました。入院中は毎晩、痛みで苦しむ日々が続いたのです。時々、痛み止めの注射を受けても効果は短く、夜明けまでの長い夜をじっと一人で待ったものでした。肉体だけでなく、精神的にも我慢するぎりぎりの限界のところでした。こういう日々の積み重ねで、体重は六五キロから三九キロまで落ちてしまいました。

付き添ってくれた娘が、痛み止めの常用でだんだん衰弱していく私を見て、なんとかその痛みを緩和するものがないのかと、必死であちこち探してくれました。そして、見つけたのが、『がんに克つ、新しい選択』という中国の王振国医師が書かれた本でした。そこには天仙液のことが詳しく紹介され、特に痛みの軽減から全身をケアできる抗がん漢方薬というので、タイの代理店に問い合わせて注文しました。

そして服用すると、意外だったのは、飲み始めた頃から痛みが和らぎ、痛みの苦しみから落ち着きを取り戻すことができたのです。まさに天仙液によって、新たな生きる希望が見えたように期待が膨らみました。手術後、放射線治療を受けながら天仙液を飲み続けることを実行して、六クールの抗がん剤治療も終えたのです。

そして、がん細胞検査の結果、「がん細胞は活動が止まって、再発も見つからない」と主治医からうれしいニュースが飛び込んできました。しかも、肝硬変の進行も見られないというのです。この間、国際癌病康復協会タイ支部の人たちの支えを得て、天仙液の開発者の王振国先生の講演会に参加したとき、王先生を紹介してもらいました。もう疑問なしに、天仙液でがんと闘っていく自信や勇気を与えてくれました。不安や恐怖などを抱く思いから解放されるほど喜びました。

苦しんでいた治療の日々を振り返ると、心を強く、冷静に対処することがなによりも大切だと実感しました。治療中、身体によいことを常に心がけ、規則正しい飲食習慣、運動など自分の健康に気をつけることにしました。家族の支えや励みはかけがえのないものです。これからは、がんとうまく折り合って、頑張っていきたいと思っています。

[著者紹介]

王　振国（おう　しんこく）

1954年、中国吉林省生まれ。1975年、吉林省通化衛生学校（医学校）卒業。1983年、複合漢方薬「天仙丸」を研究開発し、1988年、中国政府より医薬品の「がん治療薬剤」（抗がん漢方薬）として認可を受ける。その後、より作用の高い抗がん漢方薬「天仙液」を香港の製薬会社と共同で研究開発して、世界的に注目を集める。

世界個人研究最高発明賞、ベルギー王国栄誉勲章、アメリカ抗癌薬大賞など受賞して各国で高い評価を受け、世界各地での講演や研究論文も多数発表。

現在、吉林省通化長白山薬物研究所所長、北京、上海、珠海、通化にあるがん専門病院の振国中西医結合腫瘍病院院長、中国抗癌基金協会協調部副主任、国際癌病康復協会理事長などとして世界中で活躍中。

※本書は「がん克服」シリーズとして、2010年10月に初版を発行して11刷を重ね、2011年11月に改訂版を発行して10刷を重ねた『がんを治す新漢方療法』を加筆、修正して、新改訂版として発行したものです。

「がん克服」シリーズ　新改訂版

がんを治す新漢方療法

2018年２月20日　第１刷発行
2018年２月28日　第２刷発行
2020年７月５日　第３刷発行
2020年７月15日　第４刷発行
2022年２月10日　第５刷発行
2022年２月25日　第６刷発行
2022年７月10日　第７刷発行
2022年７月30日　第８刷発行
2022年11月10日　第９刷発行
2022年11月20日　第10刷発行
2023年６月１日　第11刷発行
2023年６月20日　第12刷発行
2023年12月１日　第13刷発行
2024年１月10日　第14刷発行
2025年１月20日　第15刷発行

著　者　　王　振国
発行者　　吉田繁光
発行所　　株式会社クリピュア
〒220-0041
神奈川県横浜市西区戸部本町45-4 髭内ビル2F
TEL 045-317-0388　FAX 045-317-0400
発売元　　株式会社星雲社
〒112-0005
東京都文京区水道1-3-30
TEL 03-3868-3270　FAX 03-3868-6588
印刷・製本　株式会社セイコー社

ISBN 978-4-434-24370-7